Étude Physiologique et Clinique des Glandes à Sécrétion interne ◇ ◇ ◇

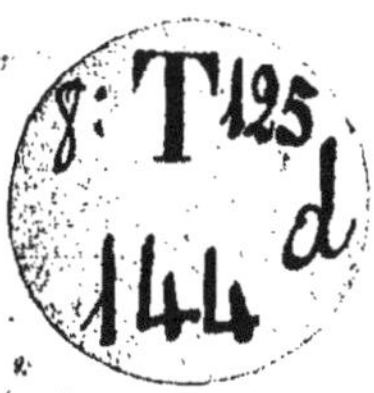

LABORATOIRES FOURNIER FRÈRES

26, boulevard de l'Hôpital, PARIS

ÉTUDE PHYSIOLOGIQUE

ET CLINIQUE

DES GLANDES A SÉCRÉTION INTERNE

Étude Physiologique

et Clinique

des Glandes à Sécrétion interne

LABORATOIRES FOURNIER FRÈRES
26, Boulevard de l'Hôpital, PARIS

Table Synoptique des Matières

AVANT-PROPOS
INTRODUCTION ET HISTORIQUE

I

APERÇU PHYSIOLOGIQUE

A. — ABLATION OU DESTRUCTION DES GLANDES ENDOCRINES

<table>
<tr><td>1° Ablation ou destruction des thyroïdes.</td><td>Effets morphologiques.
—   fonctionnels.
—   sur le métabolisme.</td></tr>
</table>

2° *Ablation ou destruction des parathyroïdes.*
3° *Ablation ou destruction des surrénales.*

<table>
<tr><td>4° Ablation ou destruction des ovaires</td><td>Effets morphologiques.
—   fonctionnels.
—   sur le métabolisme.</td></tr>
</table>

5° *Ablation ou destruction des testicules.*

B. — INTERPRÉTATION DES FAITS CONSÉCUTIFS A L'ABLATION OU A LA DESTRUCTION DES GLANDES ENDOCRINES

<table>
<tr><td>1° Greffe. Sa valeur.</td><td>Greffe de la thyroïde.
—   des capsules surrénales.
—   de l'hypophyse.
—   des ovaires.
—   du testicule.</td></tr>
</table>

C. — CORRÉLATION FONCTIONNELLES INTERGLANDULAIRES

D. — ÉLÉMENTS ANATOMIQUES SÉCRÉTEURS

De la thyroïde; des surrénales; de l'hypophyse; du testicule;
de l'ovaire.

E. — SUBSTANCES CHIMIQUES SÉCRÉTÉES

Iodothyrine. Adrénaline.

II

APERÇU CLINIQUE

Généralités, hypofonctionnement, hyperfonctionnement,
dysfonctionnement.

I. — ALTÉRATIONS FONCTIONNELLES DU CORPS THYROIDE

A. — Hypothyroïdie.

B. — Hyperthyroïdie.

1º *Goître exophtalmique.*
2º *Hyperthyroï-* (disséminée (Signes de l'hyperthyroïdie.
  die bénigne { locale { Hyperthyroïdie de la grossesse.
  chronique. (cardiobulbaire (Autothérapie thyroïdienne.

Opposition de l'hypothyroïdie à l'hyperthyroïdie.

C. — Dysthyroïdie.

1º *Instabilité thyroïdienne.*

2º *Neuro-arthritisme*   Migraines.
  thyroïdien,   Rhumatisme chronique.
      Goutte.
      Asthme.
      Eczéma, urticaire, psoriasis, sclérodermie.
      Entérite mucomembraneuse.

D. — Indications du traitement thyroïdien.

Utilité des petites doses. Surveillance de la médication.

II. — ALTÉRATIONS FONCTIONNELLES DES CAPSULES SURRÉNALES

A. — Insuffisance.

B. — Hyperfonctionnement.

C. — Indications de l'opothérapie surrénale.

Asthénie; Maladie d'Addison; Insuffisance cardiaque au cours
  des maladies infectieuses; Rachitisme; Ostéomalacie.

III. — ALTÉRATIONS FONCTIONNELLES DE L'HYPOPHYSE

A. — Insuffisance.

B. — Hyperhypophysie.

C. — Indications de la médication hypophysaire.

Maladies infectieuses (myocardites) : Typhoïde; Scarlatine;
  Diphtérie; Troubles de la croissance; Arriérations; Obésité;
  Acromégalie.

IV. — ALTÉRATIONS FONCTIONNELLES DES OVAIRES

A. — Insuffisance ovarienne.

Troubles génitaux
- Aménorrhée.
- Dysménorrhée.
- Métrorrhagie.

Troubles de la nutrition.

B. — Indications thérapeutiques.

Troubles de la puberté et de la ménopause (artériosclérose consécutive); Règles douloureuses; Bouffées de chaleur; Nervosisme ovarien; Irritabilité; Asthme.

V. — ALTÉRATIONS FONCTIONNELLES DES TESTICULES

A. — Insuffisance testiculaire.

Modifications morphologiques; Troubles psychiques; Retour d'âge.

B. — Indications thérapeutiques.

Infantilisme; Neurasthénie; Troubles de la castration; Myélites; Tabès.

VI. — SYNDROMES PLURIGLANDULAIRES

A. — Avec hyperfonctionnement général.

B. — Avec hyperfonctionnement d'une glande et hypofonctionnement d'une autre glande.

C. — Avec hypo et hyperfonctionnement simultané pour chaque glande considérée.

AVANT-PROPOS

---

*Les progrès de la physiologie expérimentale, de l'histo-
logie et de l'anatomie pathologique ont, depuis quelques
années, doté la médecine d'une de ses plus fécondes acquisitions :* l'Endocrinologie.

*Née des travaux de Claude Bernard et de ses élèves,
l'étude des glandes à sécrétion interne qui a déjà abouti à
la découverte de quelques syndromes cliniquement bien
classés aujourd'hui (myxœdème, syndrome de Basedow,
syndrome hypophysaire, etc...) éclaire d'un jour nouveau
la pathologie tout entière. L'on commence à entrevoir que
tout le chimisme de l'individu, l'orientation de sa nutrition, sa résistance si personnelle aux intoxications et aux
infections, son " tempérament " physique et moral sont
immédiatement déterminés par le fonctionnement des
glandes endocrines.*

*Si le champ des recherches promet pour l'avenir une
abondante moisson de faits nouveaux, dès maintenant,
cependant, l'endocrinologie et les indications thérapeutiques*

qui en découlent occupent une place chaque jour plus importante dans le cadre nosographique et la thérapeutique.

Pour répondre au désir maintes fois exprimé par Messieurs les Docteurs qui ont adopté les préparations opothérapiques de nos Laboratoires, spécialisées sous la marque "**Endocrisines**", nous avons essayé de résumer succinctement dans cette brochure, les faits les plus saillants et les acquisitions les plus sûres de l'Endocrinologie.

LES LABORATOIRES FOURNIER FRÈRES.

INTRODUCTION ET HISTORIQUE

Pour désigner les différents produits opothérapiques que nous présentons au corps médical, nous avons adopté le nom d'Endocrisines (du grec : ἔνδον interne, ἔκκρισις sécrétion) dans le but de rappeler la fonction de sécrétion interne, la fonction endocrinienne, remplie dans l'économie par les organes servant à préparer ces produits.

L'expression de sécrétion interne a été introduite dans la science par Claude Bernard, en 1855, lors de sa découverte de la fonction glycogénique du foie, mais la chose n'est devenue une notion courante de la physiologie classique que dans la période de 1885 à 1895. Vers cette époque se placent les travaux de Schiff, Gley, etc., sur la thyroïde, de Brown-Séquard sur le testicule, d'Abelous et Langlois sur les surrénales, de von Mering et Minkowski sur le pancréas.

Schiff recherchant la pathogénie des troubles consécutifs à la thyroïdectomie, montre qu'ils peuvent être évités en greffant au chien éthyroïdé la glande thyroïde provenant d'un animal de même espèce, et il explique ce fait de la manière suivante : Chez l'animal éthyroïdé, la glande greffée déverse dans le milieu intérieur un produit analogue au produit de sécrétion interne qu'y déversait la glande enlevée. Cependant, on ne fut pas longtemps sans s'apercevoir qu'aussitôt après la résorption de la greffe, les phénomènes déterminés par la thyroïdectomie réapparaissaient. Il y avait lieu de penser que si l'hypothèse de Schiff était exacte, le produit de sécrétion interne devait se trouver dans le liquide de macération de la glande et que l'injection de ce liquide aurait une action curative identique à celle de la greffe. L'expérience ayant été couronnée de succès, on en déduisit les principes qui présidèrent à l'emploi de la méthode opothérapique chez l'homme. Du myxœdème opératoire on rapproche le myxœdème spontané, et l'on constate que les malades atteints de cette dernière affection sont améliorés ou guéris par l'ingestion de glande thyroïde ou l'injection de suc thyroïdien. L'hypothèse de la sécrétion interne de la thyroïde était vérifiée sur l'homme, la médication par les extraits d'organes était créée.

Abelous et Langlois montraient à leur tour, en confirmant les travaux antérieurs de Brown-Séquard, que les surrénales, autres glandes vasculaires sanguines, exercent également une fonction de sécrétion interne.

Glandes endocrines. C'est pour tenir compte du mécanisme excrétoire des glandes pourvues d'un canal excréteur et de celui des glandes closes, qu'on appela les premières glandes exocrines et les secondes glandes endocrines.

Mais, presque en même temps et en appliquant les mêmes méthodes que celles qui avaient permis de ranger la thyroïde parmi les glandes endocrines, Brown-Séquard, pour une glande pourvue d'un canal excréteur, le testicule, démontre également l'existence d'une sécrétion interne. De leur côté, von Mering et Minkowski, dans leurs recherches sur la pathogénie du diabète pancréatique, établissent le rôle de la sécrétion interne du pancréas dans la glycosoformation.

La notion de la sécrétion interne appliquée tout d'abord à des glandes closes, la thyroïde, les surrénales, glandes uniquement endocrines, s'étend donc à des glandes pourvues d'un canal excréteur, le testicule, le pancréas. Les études histologiques postérieures apprirent que dans ces glandes les éléments chargés de la sécrétion interne étaient distincts des cellules de la lignée séminale ou de celles qui sécrètent le suc pancréatique.

L'ovaire est également un organe de sécrétion interne et c'est par le corps jaune que cette fonction est exercée.

On en arrive bientôt à regarder *la sécrétion interne comme un mode général de la vie cellulaire,* toute cellule déversant des produits dans le milieu intérieur, sang ou lymphe, et il n'y a pour ainsi dire plus un seul organe auquel n'ait pas été accordé un pouvoir de sécrétion interne.

Dans la présente notice, nous ne traiterons que des glandes endocrines ayant plutôt la structure de glandes closes ou s'en rapprochant; nous nous limiterons à l'étude de la thyroïde, des capsules surrénales, de l'hypophyse, de l'ovaire, du testicule.

Nous nous proposons de présenter tout d'abord un résumé des travaux physiologiques qui ont élucidé la question de la sécrétion interne, ensuite de décrire les symptômes attribués à une viciation de cette sécrétion interne et d'établir les indications thérapeutiques qui en découlent.

Étude Physiologique
et Clinique
des Glandes à Sécrétion interne

I

APERÇU PHYSIOLOGIQUE

Dans cet aperçu sur la physiologie des glandes vasculaires sanguines, nous nous bornerons à rappeler som-
mairement les faits justificatifs de 'hypothèse d'après
laquelle ces organes remplissent le rôle de glandes à sécrétion interne. Disons immédiatement que ces faits constituent
un groupe tellement imposant et permettent des déduc-
tions d'une portée théorique et d'une valeur pratique
telles, qu'on est en droit de soutenir que la notion de
sécrétion interne représente une vérité scientifiquement
acquise. Sans doute, il appartient à l'avenir de la complé-
ter ou de la modifier dans ses développements, mais les
applications fécondes qui en ont été faites en clinique par
l'emploi de la méthode opothérapique expliquent la faveur
avec laquelle elle a été accueillie dans le monde médical.

On peut diviser l'étude physiologique des glandes à

sécrétion interne en plusieurs chapitres ayant successivement trait à :

A) L'observation des faits provoqués par l'ablation ou la destruction des glandes ;

B) L'interprétation de ces faits à l'aide de l'expérimentation et de la clinique ;

C) La recherche des corrélations fonctionnelles existant entre les diverses glandes à sécrétion interne de l'économie ;

D. E) Nous dirons ensuite quelques mots sur les éléments anatomiques qui sont le siège de la sécrétion interne et les substances chimiques définies qui constituent les produits de cette sécrétion.

Cet ordre suit en quelque sorte l'évolution historique des faits et des idées, et c'est seulement après que les cliniciens eurent porté leur attention sur l'importance des symptômes provoqués par l'ablation des glandes vasculaires sanguines que les physiologistes se mirent ou se remirent à l'œuvre pour chercher les causes de ces phénomènes et déterminer les fonctions de ces organes.

A. — EFFETS DE L'ABLATION
OU DE
LA DESTRUCTION DES GLANDES ENDOCRINES

L'extirpation ou la destruction des glandes à sécrétion interne a donné les résultats les plus variables aux différents auteurs qui ont pratiqué ces opérations. Nous examinerons au chapitre suivant les raisons actuellement connues des différences constatées dans ces résultats ; pour l'instant nous retiendrons seulement les notions qui se dégagent de l'ensemble de ces travaux.

L'extirpation ou la destruction totale du système thyroïdien, des capsules surrénales, de l'hypophyse amène à plus ou moins brève échéance la mort de l'animal, accompagnée de divers phénomènes tels que : tremblements fibrillaires des muscles, mouvements convulsifs, toniques et cloniques, accès tétaniques ; parésie, paralysie des membres postérieurs, dilatation pupillaire, salivation, gonflement des paupières, des joues ; hypothermie, dyspnée, paralysie des muscles respiratoires (GLEY, ABELOUS et LANGLOIS, JEANDELIZE, GARNIER et THAON).

Des expériences de contrôle ont prouvé, d'autre part, que les phénomènes ainsi observés ne pouvaient pas être imputés aux lésions des organes circonvoisins (nerfs, vaisseaux, etc...).

L'extirpation ou la destruction totale des ovaires ou des testicules, de même que l'extirpation ou la destruction partielle ou progressive du système thyroïdien, des capsules surrénales, de l'hypophyse, sont compatibles avec une certaine survie de l'animal. Pendant cette survie, on peut noter une série de modifications portant sur la morphologie de l'organisme ou bien sur son fonctionnement considéré, soit dans chaque appareil en particulier, soit dans l'ensemble des échanges nutritifs, c'est-à-dire dans le métabolisme général. Nous examinerons successivement ces différents effets dans quelques glandes à sécrétion interne.

ABLATION OU DESTRUCTION : CORPS THYROÏDE

Effets morphologiques de la thyroïdectomie.

Chez l'homme, les *effets morphologiques de la thyroïdectomie* consistent dans une bouffissure générale des téguments. La peau est le siège d'un pseudo-œdème élastique, dur, où la pression du doigt ne détermine pas l'apparition du godet caractéristique ; en même temps, elle est sèche, rugueuse, d'une couleur pâle, d'un blanc terreux, elle desquame facilement, les poils devenus rudes et cassants tombent en plus ou moins grande abondance. La répartition de ce pseudo-œdème détermine une modification du facies et de l'habitus extérieur : le gonflement des paupières, l'élargissement du nez, l'épaississement des lèvres, la tuméfaction de la langue, la déformation générale des traits du visage, donnent à la physionomie un aspect d'hébétude et d'indolence. A ces symptômes, il faut ajouter l'augmentation de volume et la maladresse de mouvement des extrémités, mains, pieds. Chez l'enfant on constate, en outre, un arrêt de développement du squelette, et du retard dans l'apparition des dents qui sont plus sujettes à la carie.

Chez l'animal jeune et adulte, lapin, chien, singe, la thyroïdectomie donne lieu à des troubles trophiques analogues à ceux qu'elle provoque chez l'homme. On a signalé encore un arrêt de développement des organes génitaux et, quelquefois, l'atrophie de la peau au lieu de la bouffissure.

Au point de vue fonctionnel, c'est principalement le système nerveux qui est touché. L'intelligence diminue chez l'enfant, l'enseignement ne donne que des résultats insignifiants ou nuls, il s'établit une certaine indifférence morale et affective; à cette apathie intellectuelle s'ajoute une apathie physique caractérisée par de la lenteur des mouvements et une indolence générale. Souvent, les opérés se plaignent d'une sensation de froid persistante ; parfois on note des accès tétaniques ou tétaniformes qui rétrocédent habituellement, mais qui parfois, exceptionnellement, s'étendent aux muscles respiratoires et se terminent par la mort.

Chez l'animal, on constate de l'abattement, de la tristesse, des paralysies; la période terminale peut être accompagnée de phénomènes convulsifs ; enfin on a noté de l'hypothermie. La pression artérielle est diminuée chez le lapin éthyroïdé (JEANDELIZE et PARISOT). La résistance globulaire augmente chez le chien immédiatement après la thyroïdectomie totale pour diminuer après une période d'état variable (BRUCKNER et JONESCO), il y a lympho- et polynucléose avec abaissement du nombre des mononucléaires dans les premiers jours qui suivent l'opération et, une semaine après, il y a une hyperleucocytose énorme et persistante avec polynucléose (MARBÉ). Le pouvoir alexique du sérum est abaissé (FASSIN), son acidité est très diminuée, son indice opsonique l'est très peu (MARBÉ). Les cellules de la zone fasciculée des capsules surrénales sont moins riches en graisses (MARINESCO et PARHON). La spermatogénèse paraît affaiblie (ALQUIER et

THEUVENY). Chez les lapines, la lactation persiste et les mamelles sont le siège d'un gonflement considérable (RICHOU et JEANDELIZE).

Action de la thyroïdectomie sur le métabolisme. De leurs recherches sur le *métabolisme* chez les chiens éthyroïdés, EPPINGER, FALTA et RUDINGER concluent :

La désassimilation azotée est très réduite, d'une fraction allant du tiers à la moitié, mais n'est pas plus influencée qu'à l'état normal par l'administration de graisses ou d'hydrates de carbone. L'adrénaline ne détermine pas de glycosurie, même avec une alimentation sucrée. La limite d'assimilation des sucres est accrue.

Après les magistrales communications de KOCHER et de REVERDIN sur les troubles consécutifs à l'ablation des goîtres, troubles que ces auteurs désignèrent des noms de *cachexie strumiprive* et de *myxœdème opératoire,* une comparaison entre l'état de leurs opérés et celui des malades chez lesquels on constatait l'absence ou l'atrophie du corps thyroïde et l'existence des symptômes identiques à ceux qu'avaient décrits ces chirurgiens, imposait l'adoption d'une terminologie similaire pour le myxœdème opératoire et pour l'affection purement médicale de ces malades. Cette dernière prit place dans le cadre nosologique sous le nom de myxœdème spontané. On attribua bientôt les troubles qui frappaient ces deux catégories de malades à une abolition de la fonction thyroïdienne.

ABLATION OU DESTRUCTION DES PARATHYROÏDES

En 1884, SCHIFF avait indiqué qu'il obtenait des résultats différents, suivant qu'il pratiquait la thyroïdectomie sur des chiens ou des lapins, cette opération déterminant la mort des chiens, mais non celle des lapins. Ces résultats provoquèrent des recherches qui complétèrent les notions anatomiques relatives au corps thyroïde. On s'aperçut alors qu'à la glande thyroïde sont annexés des organes plus petits, de dimensions extrêmement réduites, considérés comme des petites glandes thyroïdes aberrantes et désignés dès lors sous le nom de glandules parathyroïdes qui leur est resté dans la science française. Toutefois, des travaux ultérieurs ont établi que la structure des parathyroïdes est différente de celle du corps thyroïde. GLEY montre en 1891 que l'on détermine la mort du lapin si on enlève simultanément le corps thyroïde et les glandules parathyroïdes, et aussi que la situation anatomique des parathyroïdes chez le chien est telle, qu'en pratiquant la thyroïdectomie chez cet animal, on enlève nécessairement les glandules parathyroïdes et que cette opération mérite en réalité le nom de thyro-parathyroïdectomie (réserve faite des cas d'existence de parathyroïdes aberrantes chez le chien). C'est en raison de ces faits que nous avons parlé plus haut de l'extirpation totale du système thyroïdien et non de l'extirpation totale du corps thyroïde. D'autre part, les parathyroïdes ne se trouvent pas toujours uniquement au voisinage du corps thyroïde, mais parfois à l'intérieur même de cet organe, de sorte qu'on a pu dire que les extraits thyroïdiens contiennent presque toujours des parathyroïdes internes.

Pour VASSALE et GENERALI, MOUSSU, JEANDELIZE, ALQUIER, HERVIEU, la mort consécutive à l'ablation des parathyroïdes est accompagnée de convulsions toniques et cloniques, de tremblements, de contractures, de tétanie.

Aussi, chez l'homme, on tend à rattacher à un trouble de fonctionnement des parathyroïdes la tétanie infantile, l'éclampsie puerpérale, la maladie de Parkinson. On admet enfin que les parathyroïdes exercent une influence sur le métabolisme du calcium et sur l'ostéogénèse.

ABLATION OU DESTRUCTION DES CAPSULES SURRÉNALES

Effets morphologiques de la destruction. Après injection intra-capsulaire des poisons du bacille tuberculeux humain d'Auclair, les symptômes observés par OPPENHEIM et LOEPER ont été : amaigrissement rapide, quelquefois énorme, allant jusqu'à la perte des deux cinquièmes du poids des cobayes, asthénie très accusée, refus des aliments, diarrhée, mort du quinzième au vingt-cinquième jour ; les auteurs n'ont jamais constaté de pigmentation.

Effets fonctionnels. La pression artérielle s'abaisse, le cœur s'accélère progressivement jusqu'à la mort, le nombre des hématies diminue, le sérum a une action hypotensive et renferme de la choline, l'hypothermie est presque constante, il y a diminution des échanges respiratoires avec absence de la polypnée réflexe destinée à lutter contre les variations de la température extérieure (BIERRY et MALLOIZEL, GAUTRELET et THOMAS, ATHANASIU et GRADINESCO).

Tous ces symptômes sont comparables dans leur ensemble à ceux qu'on rencontre dans la maladie d'Addison, anatomiquement caractérisée par des lésions destructives des capsules surrénales.

ABLATION OU DESTRUCTION DES OVAIRES

Conséquences morphologiques de l'ablation des ovaires. Parmi les *conséquences morphologiques* de l'ablation des ovaires, on peut indiquer l'atrophie des mamelles chez les femelles opérées jeunes, l'engraissement (c'est dans ce but qu'en zootechnie est pratiquée la castration des truies), l'involution de l'utérus et du tractus génital. Chez la femme l'obésité apparaît fréquemment après l'ovariotomie (FOGES, CARMICHAEL et MARSHALL, DELBET).

Diverses expériences ont montré que c'est dans le corps jaune que réside l'action trophique exercée par l'ovaire sur la matrice (FRAENKEL, ANCEL et BOUIN, VILLEMIN).

Parmi les *troubles fonctionnels,* on signale la diminution du nombre des hématies et de la quantité d'hémoglobine, et généralement, chez l'animal, la suppression des ardeurs génitales du rut. Chez la femme, on note les bouffées de chaleur, des phénomènes congestifs et hémorrhagiques portant principalement sur le poumon, des troubles de la nutrition allant de l'embonpoint à l'obésité, un état neurasthénique avec céphalée, vertiges, palpitations; la ménopause est constante lorsque la femme était adulte au moment de l'ovariotomie; néanmoins, on a vu les règles persister, ainsi d'ailleurs que l'appétit génital (BRENER et VON SEILLER, CADIOT, LAIGNEL-LAVASTINE).

Effets fonctionnels de l'ablation des ovaires.

Les *échanges* respiratoires sont diminués, il ne paraît pas y avoir de modifications du métabolisme azoté, les échanges phosphorés sont ralentis suivant certains auteurs, augmentés selon d'autres (LŒWY et RICHTER, CURATULO et TARULLI, MOSSÉ).

Ablation des ovaires. Action sur le métabolisme.

ABLATION OU DESTRUCTION DES TESTICULES

Les modifications somatiques et physiologiques provoquées par la castration des mâles faite dans le jeune âge ont été observées de longue date chez les eunuques. L'habitus extérieur demeure enfantin ou féminin, la puberté est sans influence sur le larynx et la voix garde un timbre spécial, le système pileux ne se développe pas ou pour ainsi dire pas, à la face, aux aisselles, au pubis; on constaterait encore d'après quelques auteurs une augmentation de volume ou de longueur de tout ou partie des os du squelette. De recherches faites sur les individus de la secte russe des Skoptzy où la castration est pratiquée pour des motifs d'ordre religieux, PITTARD conclut qu'elle diminue la croissance de la tête et du tronc et augmente celle des membres. On sait que pour certains auteurs, l'achondroplasie aurait pour cause une hypersécrétion interne du testicule et le gigantisme une hyposécrétion interne.

La castration détermine chez le chien l'atrophie de la prostate; sur cette constatation on avait fondé il y a quelques années une méthode de traitement de l'hypertrophie de la prostate, méthode d'ailleurs abandonnée à l'heure actuelle.

B. — INTERPRÉTATION DES FAITS CONSÉCUTIFS A L'ABLATION OU LA DESTRUCTION DES GLANDES ENDOCRINES.

Ce sont les résultats obtenus à la suite de la greffe du corps thyroïde sur l'animal éthyroïdé qui ont dominé et dirigé les recherches physiologiques sur le rôle des glandes vasculaires sanguines.

Du fait que la thyroïdectomie perd ses dangers chez un animal éthyroïdé auquel on a greffé une glande thyroïde provenant d'un animal de même espèce, il était permis de conclure : 1º que c'était par un produit de sécrétion interne que la glande greffée écartait les dangers de la thyroïdectomie ; 2º que ce produit devait être contenu dans le suc ou l'extrait de la glande ; 3º que l'injection ou l'ingestion de ce suc ou de cet extrait aurait des effets comparables à ceux de la greffe.

L'expérimentation et la clinique ayant établi le bien fondé de ces conclusions, il restait à déterminer le mode d'action du produit de sécrétion interne, c'est-à-dire à déterminer si ce produit exerce une action toxique ou antitoxique sur les éléments contenus ou introduits dans l'organisme.

C'est ainsi que pour interpréter les faits consécutifs à l'ablation ou à la destruction d'une glande à sécrétion interne, on a eu recours à :

1º La greffe de la glande ;

2º L'injection ou l'ingestion de glande fraîche, d'extraits glandulaires, ou de substances chimiquement définies isolées de la glande ;

3º Aux infections et aux intoxications artificiellement provoquées.

Iº GREFFE : SA VALEUR

De la greffe en général.   Peut-on, par la greffe d'une glande, empêcher l'apparition ou amener la disparition des symptômes dus à l'ablation ou à la destruction de la glande de même nom? On a vu plus haut que les physiologistes ont donné à cette question une réponse affirmative, mais les cliniciens se sont vite aperçus que si cette réponse est exacte, immédiatement après la greffe, elle cesse bientôt de l'être et, qu'en règle générale, l'efficacité de la greffe dépendait de sa stabilité. Or, après l'opération de la greffe, le greffon ou transplant est privé de connexions vasculaires et nerveuses avec le porte-greffe ; en conséquence, la greffe peut bien réussir au point de vue opératoire, mais dans son évolution ultérieure, les produits de sécrétion interne ne se déversant plus dans la circulation du sujet porte-greffe, le greffon se résorbe plus ou moins complètement ou bien est enkysté et transformé en une masse fibreuse à l'instar d'un corps étranger. L'effet thérapeutique est donc essentiellement transitoire et borné à la durée de la vitalité du greffon ou transplant. Pour remédier à cette cause d'insuccès on a eu recours à divers artifices de technique : la greffe a été pratiquée dans la rate (PAYER), dans la moelle osseuse de l'épiphyse du tibia (KOCHER), en pleine substance rénale (HABERER) ; des anastomoses vasculaires ont été créées entre le greffon et les vaisseaux sanguins du sujet porte-greffe ; dans ce but, le greffon comprend et l'organe à greffer (ovaire, corps thyroïde) et son artère nourricière (MAUCLAIRE, GARRÉ). Les tentatives sont trop récentes pour qu'on puisse les apprécier définitivement ; mais d'ores et déjà, on peut appliquer à toutes les greffes de glandes ce que CRISTIANI dit de la greffe thyroïdienne :

« Quel que soit l'avenir de la greffe thyroïdienne, nous ne croyons pas que celle-ci puisse jamais faire renoncer d'une manière absolue aux médications thyroïdiennes palliatives ; outre que ces médications conserveraient leurs indications dans le cas où la greffe ne pourrait être pratiquée, elles devraient encore intervenir pour préparer le terrain à la greffe et pour aider indirectement au développement du tissu thyroïdien transplanté en lui évitant les dangers d'un fonctionnement précoce et exagéré. »

Sur l'homme, on a greffé le corps thyroïde provenant soit d'un mouton (hétérogreffe), soit d'un malade opéré de goître (homogreffe). Dans ce dernier cas, on a donc employé un tissu pathologique ; CRISTIANI, blâmant cette façon de faire, a posé en principe que les greffons doivent provenir d'un individu de même espèce, d'un tissu normal et vivant, être petits, multiples, et implantés dans des régions bien vascularisées. De là, on peut inférer que la greffe ne constitue pas une méthode de traitement facilement applicable actuellement. *Greffe du corps thyroïde.*

ABELOUS a constaté que chez la grenouille les greffes de capsules surrénales remplissaient un rôle de suppléance des capsules détruites. Chez le chien et le lapin, MOUSSU et LE PLAY ont greffé la surrénale dans la rate. *Greffe des surrénales.*

SACERDOTI, PARHON et GOLDSTEIN ont tenté des greffes de l'hypophyse : le premier de ces auteurs a réussi au point de vue opératoire, mais la greffe subit rapidement un processus dégénératif. *Greffe de l'hypophyse.*

D'après LIMON, la glande interstitielle de l'ovaire greffé présenterait une phase de dégénérescence suivie d'une *Greffe de l'ovaire.*

phase de régénération. Les résultats obtenus chez la femme par la greffe de l'ovaire sous le péritoine, dans la trompe avivée, dans l'utérus ou sous la peau, sont très passagers. En Amérique, toutefois, on aurait observé non seulement le retour de la menstruation mais encore la grossesse (Morris); de telles exceptions ne semblent guère possibles en dehors de l'existence d'ovaires aberrants ou surnuméaires. Dans une thèse récente, fort bien documentée, Sauvé conclut qu'il reste absolument incertain que la greffe parvienne à rétablir la sécrétion interne de l'ovaire.

Greffe du testicule. Le testicule greffé se transforme en un bloc de tissu conjonctif ; cependant nous ignorons les modifications histologiques que subit la glande interstitielle après la greffe.

2° INJECTIONS ET INGESTIONS DES EXTRAITS

Considérations générales. Les effets thérapeutiques de la greffe du corps thyroïde chez les animaux éthyroïdés étant limités à la durée de la vitalité du transplant, l'idée vint d'injecter ou de faire ingérer le suc de la glande pour guérir l'animal opéré. Les premiers essais furent faits par Vassale et Gley sur l'animal et bientôt des essais analogues furent tentés sur l'homme. L'injection et l'ingestion furent longtemps les seuls procédés usités pour l'étude du fonctionnement physiologique des glandes à sécrétion interne. Les recherches entreprises ont abouti à des conclusions souvent assez différentes suivant les auteurs : cela tient à la multiplicité des éléments du problème et aux conditions diverses dans lesquelles ont été réalisées les expériences. On comprend que le résultat dépendra de déterminants variables, entre autres de l'espèce animale qui a fourni la glande injectée ou ingérée, quelquefois de la portion de glande électivement prise pour la préparation de l'extrait, de la nature du liquide de macération (eau, glycérine, éther), du degré de concentration et de température de l'extrait, du temps exigé pour sa préparation et écoulé depuis son achèvement, de l'action des antiseptiques ajoutés en vue de sa conservation, du mode d'administration (voie intraveineuse, sous-cutanée, intrapéritonéale, ou digestive), du degré de vitesse de l'injection, etc., etc.

Il se dégage, néanmoins, de l'ensemble des travaux accomplis sur ce sujet quelques notions générales sur l'exactitude desquelles on peut estimer que l'accord est établi; ce sont celles que nous signalerons plus particulièrement ci-dessous. Il va sans dire qu'on ne peut appliquer à l'homme les conclusions tirées des recherches expérimentales sans les passer au crible de la critique et sans les contrôler par les effets thérapeutiques consécutifs à l'administration des extraits d'organes aux malades. Si par exemple la dose employée dans l'expérience de laboratoire provient d'une masse de glandes évidemment de beaucoup supérieure à la masse glandulaire similaire chez un seul individu de l'espèce animale à laquelle appartient le sujet pris pour l'expérience, il est infiniment probable que l'action expérimentalement obtenue sera quantitativement différente de l'action normale de la glande (PATTA). A un autre point de vue, l'effet physiologique d'un produit de sécrétion donné n'est sans doute pas comparable à l'injection de corps, chimiquement plus ou moins bien définis, et isolés des glandes, tels que iodothyrine, adrénaline, suprarénines droite, gauche et racémique; choline, etc.

L'ingestion est préférable à l'injection.

On ne saurait affirmer, d'autre part, que les manipulations complexes demandées par la préparation des extraits destinés à être injectés et les phénomènes d'autolyse se produisant durant cette préparation même ne modifient pas profondément les qualités biophysiques et biochimiques du produit de sécrétion. Ces reproches ne sauraient être au même degré adressés aux poudres d'organes destinées à être ingérées *per os*. Ces dernières, grâce aux perfectionnements de la technique contemporaine, sont, sinon absolument identiques, tout au moins foncièrement très voisines de l'organe vivant et normal, et il est sinon certain, tout au moins vraisemblable, qu'elles contiennent la presque totalité des principes actifs de la glande. Le liquide destiné à l'injection après les nombreuses opérations dont il dérive, est donc beaucoup plus éloigné de la glande d'origine que la poudre de glande; en faisant ingérer de la poudre d'organe au malade, on procède donc d'une manière plus logique qu'en lui injectant un extrait.

Ces réserves d'ordre général une fois faites, voyons quels sont les *effets sur l'économie de l'injection et de l'ingestion des glandes* et quels sont les *effets, sur les glandes, des intoxications de l'économie.*

Injection et ingestion de corps thyroïde

L'injection intraveineuse de substance thyroïdienne est suivie d'une diminution de la pression artérielle (OLIVIER et SCHAEFER, DE CYON, HASKOVEC, PATTA, KRAUSS et FRIEDENTHAL, SCHOENBARN). Ce résultat tient à une action vasodilatatrice et à une diminution de la puissance cardiaque, le pouls est souvent ralenti. FURTH et SCHWARZ, contrairement à DE CYON, n'admettent pas que l'augmentation du tonus du nerf dépresseur du cœur et des pneumogastriques soit due à l'iodothyrine.

On constate chez le lapin une mononucléose durable ou des leucopénies transitoires (DU CASTEL). Chez l'homme, l'activité leucocytaire est excitée par le traitement thyroïdien (ACHARD, BÉNARD et GAGNEUX, MARBÉ). Il y a *in vitro* un retard constant dans la coagulation du sang des hémophiles familiaux et spontanés (ÉMILE WEILL et BOYÉ). La quantité d'alexine hémolytique et bactéricide, ainsi que le pouvoir opsonique du sérum, sont augmentés (FASSIN, MARBÉ, MALVOZ, MULLER).

L'injection intraveineuse de thyroïde détermine de l'exophtalmie chez l'animal (HOENNECKE).

Les effets du traitement thyroïdien sur l'homme ont permis à LÉOPOLD LÉVI et H. DE ROTHSCHILD de fixer les points suivants : de l'action de ce traitement sur les troubles de calorification, ils déduisent que le corps thyroïde est un organe régulateur de l'équilibre thermique ; d'après son action sur les troubles intestinaux, diarrhée et constipation, attribuée à une modification de la concentration du calcium libre dans l'économie, ils envisagent le corps thyroïde comme un organe régulateur de l'équilibre calcique.

Le traitement thyroïdien fait disparaître la glycosurie des chiens éthyroïdés (R. HIRSCH). Des recherches de BLEIBTREU, il ressort que ce traitement ne possède pas une action précise sur la conception et la gestation, chez l'animal.

Il y a augmentation des processus d'oxydation, de l'azote total de l'urine, de l'acide carbonique des gaz exhalés (JUSCHTSCHENKO).

L'effet morphologique du traitement thyroïdien est

venu donner la confirmation de l'hypothèse de la sécrétion interne. Il fait disparaître l'infiltration muqueuse du tégument des myxœdémateux, voire même l'infiltration adipeuse du tégument de l'obèse; il favorise la réapparition du système pileux, par exemple celle des poils de l'extrémité externe du sourcil dont l'absence, désignée sous le nom de *signe du sourcil,* a été rapportée à une fonction trichogène déficiente du corps thyroïde.

Injection et ingestion des capsules surrénales

Des recherches effectuées sur les conséquences de l'injection ou de l'ingestion d'extrait surrénal ou d'adrénaline, il résulte d'une façon générale que ces substances possèdent une action hypertensive et vaso-constrictrice; qu'elles déterminent de la mydriase, de la glycosurie, et améliorent l'état des malades atteints de rachitisme ou d'ostéomalacie.

Les injections d'extrait capsulaire provoquent une augmentation de la tension artérielle. Cette action est accompagnée de vaso-constriction périphérique, de ralentissement des battements cardiaques et d'augmentation d'amplitude de la systole (OLIVIER et SCHAEFER, LIVON, GERHARDT, GOTTLIEB, CLOPATT).

Des résultats semblables ont été obtenus avec des injections de solutions d'adrénaline. La pression artérielle revient à la normale lorsque l'organisme a éliminé l'adrénaline contenue dans le sang, ce qui a lieu assez rapidement (KRETSCHMER). En sus de l'action hypertensive, on a noté la production de lésions athéromateuses. On a rattaché alors l'artériosclérose humaine à des lésions des surrénales, mais la constance de ces lésions n'a pas été établie par les recherches anatomo-pathologiques (JOSUÉ,

LANDAU, HORNOWSKY et NOWICKY). On a reconnu, d'autre part, que la lésion athéromateuse n'est pas sous la dépendance directe de l'action hypertensive et devait sans doute être rapportée à une action toxique, puisque l'injection d'autres extraits hypertensifs, tels que l'extrait d'hypophyse, ne suffit pas pour donner naissance à l'athérome (ETIENNE et PARISOT, GAULTIER, FALK, SCHIROGOROFF). Les extraits surrénaux étudiés *in vitro* et en injection intraveineuse n'ont pas d'action sur le pouvoir opsonique (JOSUÉ et PAILLARD). On n'a donc pas à craindre de nuire aux propriétés opsonisantes du plasma en employant les extraits surrénaux dans les maladies infectieuses pour relever l'énergie de l'appareil cardio-vasculaire.

L'*adrénaline* ayant pu être produite par synthèse, on a remarqué que l'adrénaline naturelle lévogyre est deux fois plus active que l'adrénaline de synthèse, appelée aussi suprarénine ; différence tenant sans doute à ce que l'adrénaline de synthèse contient moitié d'adrénaline dextrogyre. L'adrénaline lévogyre serait dix à quinze fois plus active que l'adrénaline dextrogyre ; la suprarénine racémique n'agirait qu'en proportion de la suprarénine lévogyre qu'elle renferme. L'injection préalable de suprarénine droite empêche l'action hypertensive d'injections subséquentes de suprarénine gauche (ABDERHALDEN et MULLER, THIES, CUSTNY, FRÖHLICH).

La couche corticale des capsules surrénales contiendrait de la *choline,* substance à action hypotensive (LOHMANN, GAUTRELET). La choline ne serait hypotensive qu'à très faible dose pour PACHON et BUSQUET ; à plus forte dose, elle est hypertensive et vaso-constrictrice ; ces auteurs ont, chez le chien atropinisé, réalisé l'addition des effets hypertenseurs de ces deux substances.

Action sur les fibres musculaires.

L'extrait surrénal provoque la *contraction* des *fibres musculaires :* celle de la musculature des divers segments du tube digestif, celle des petits muscles bronchiques se traduisant par une dyspnée analogue à la dyspnée des asthmatiques, celle des muscles érecteurs des poils chez le chat, celle des muscles des membres, donnant lieu à des raideurs, des convulsions (DOYON, LANGLEY, LÉPINE).

Action sur l'œil.

Sur l'œil, l'extrait surrénal provoque une action particulière : il provoque la *mydriase*. Le même effet a été obtenu avec l'adrénaline appliquée sur la conjonctive de l'œil énucléé de la grenouille et constitue la *réaction d'Ehrmann,* regardée d'abord comme caractéristique de l'adrénaline, mais obtenue par WATERMANN et BODDAERT avec d'autres corps, tels que la pyrocatéchine, la résorcine, etc.

La vaso-constriction périphérique n'épargne pas le rein et donne lieu à de l'oligurie, à laquelle fait suite de la polyurie, lorsque l'hypertension artérielle a disparu. Cette polyurie secondaire a été rattachée à une vaso-dilatation rénale (BARDIER et FRAENKEL).

Action sur le métabolisme.

Le rapport de l'acide phosphorique à l'urée est très abaissé pendant la phase de l'oligurie (LÉPINE). Le trouble du *métabolisme* le plus étudié consécutivement à l'injection d'extrait surrénal ou de l'adrénaline est la *glycosurie.*

Glycosurie adrénalique.

Cette dernière est manifestement consécutive à une hyperglycémie (ZUELZER et METZGER). Mais on n'a pu encore déterminer, d'une manière indiscutable, si l'hyperglycémie doit être rapportée à une action du sang (diminution de son pouvoir glycolytique), à une action du foie (augmentation de son pouvoir amylolytique), ou à une action du pancréas (diminution de sa sécrétion interne). Relativement à l'action du pancréas, GLŒSNER et PICK observent sur les lapins et les chiens l'arrêt de la sécrétion pancréatique après injection d'adrénaline et inversement l'arrêt de la glycosurie adrénalique après injection de suc pancréatique. GHEDINI a constaté de même chez l'homme que l'administration d'extrait pancréatique empêche la glycosurie adrénalique et il attribue la glycosurie adrénalique à une insuffisance du pancréas. Cet antagonisme *in vivo* entre l'adrénaline et l'extrait de pancréas n'a pas été retrouvé *in vitro* par COMESSATI.

Il est vraisemblable que l'extrait surrénal a encore d'autres influences sur les échanges : on peut tirer quelques présomptions à cet égard des faits suivants. La graisse des capsules surrénales disparaît chez le chien porteur de fistule pancréatique (BRUCKNER et JEONU) ; le pigment des capsules surrénales, voisin du pigment du corps jaune de l'ovaire, doit avoir une origine d'ordre métabolique (MULON). L'opothérapie surrénale ou adrénalinique amènerait la disparition graduelle des troubles de la marche chez les rachitiques (HOLTZNER, GRECO). On a observé d'autre part plus de vingt cas de guérison ou d'amélioration de l'ostéomalacie consécutivement aux injections sous-cutanées d'adrénaline. Les recherches expérimentales n'ont pas élucidé le mécanisme de l'effet curatif des capsules et de l'adrénaline sur le rachitisme et l'ostéomalacie, l'action calcifiante de l'adrénaline n'est pas démontrée (BERNARD).

Action sur le rachitisme.

Injection ou ingestion d'hypophyse

Voici quels sont d'après ARTHUR DELILLE les effets de l'injection ou de l'ingestion d'extraits hypophysaires.

L'extrait total et l'extrait de lobe postérieur provoquent l'élévation de la *pression artérielle,* augmentent l'amplitude des battements cardiaques et ralentissent le pouls ;

Action sur la pression artérielle.

la vaso-constriction généralisée qu'ils déterminent est très marquée et très prolongée au niveau du corps thyroïde. L'effet hypertenseur de l'hypophyse est moins accentué que celui de la surrénale, mais sa durée est beaucoup plus grande (OLIVIER et SCHAEFER, CH. LIVON, DE CYON, GARNIER et THAON, HALLION et CARRION). L'extrait hypophysaire n'a qu'une action athéromisante très faible et même nulle.

Action diurétique. Sous l'influence de l'extrait pituitaire total ou de l'extrait de lobe postérieur, le rein, après une courte période de vaso-constriction présente une vaso-dilatation remarquable et la polyurie s'établit. Ces extraits sont de puissants diurétiques (MAGNUS et SCHAEFER, ÉTIENNE et PARISOT, RÉNON et DELILLE).

Les extraits hypophysaires ont sur les *fibres musculaires* une action indéniable, très analogue sans doute à celle de l'extrait surrénal; mais les expériences n'ont pas encore établi ce fait d'une manière suffisante (CRAMER, PAL).

L'extrait hypophysaire (extrait total ou extrait de lobe postérieur) *employé comme médicament opothérapique* élève la tension artérielle, ralentit le pouls, augmente la diurèse, supprime les sensations pénibles de chaleur et les sudations profuses, améliore l'appétit et le sommeil, fait disparaître l'asthénie, atténue certains troubles psychiques, exerce sur la nutrition ainsi que sur le développement osseux et musculaire en particulier une action stimulatrice très nette et, enfin, a probablement un rôle antitoxique (RENON et DELILLE, HAUSHALTER et LUCIEN, FROEHLICH, VON EISELSBERG, MAIRET et BOSC, LÉOPOLD LÉVI et DE ROTHSCHILD).

Action sur le métabolisme. Les extraits pituitaires paraissent stimuler le *métabolisme,* modifier l'excrétion de l'azote, du phosphore, du calcium, etc. ; de nouvelles expériences sont indispensables (John Malcolm, Thompson et Johnston).

Les extraits hypophysaires ont une influence stimulatrice sur *le développement et la croissance;* les résultats expérimentaux publiés jusqu'à ce jour conduisent à des conclusions inverses, car les physiologistes ont mis en usage des doses trop fortes et par conséquent trop toxiques; la technique devra être modifiée (Caselli, Cerletti).

L'extrait pituitaire total provoque une *hypersécrétion de l'hypophyse :* cette hyperactivité conduit à l'*épuisement* si l'on emploie des doses fortes ou des doses moyennes très répétées (Guerrini, Hallion et Alquier).

Injection et ingestion d'ovaires

L'injection d'extrait frais d'ovaire produit chez le chien un effet hypotenseur (Livon, Patta). Cet effet hypotenseur persiste après la section des vagues et après atropinisation, c'est-à-dire après suppression du fonctionnement de l'appareil modérateur intracardiaque. Cette action hypotensive n'est pas due à la choline, puisque cette substance perd tout effet hypotenseur après atropinisation (Busquet et Paulow, Mott et Halliburton).

Effet hypotenseur.

L'extrait de *corps jaune* produit un ralentissement du rythme cardiaque et un affaiblissement de ses contractions (Lambert). Il détermine une chute de la pression artérielle attribuée à une action vaso-dilatatrice (Villemin). De leurs expériences pratiquées avec du corps jaune de vache frais, Busquet et Pachon concluent à l'inconstance de ce résultat. Chez le lapin, l'injection d'extrait de corps jaune produit des convulsions généralisées, des troubles respiratoires, des convulsions intestinales (Lambert, Livon).

Pour Brown-Sequard, l'injection d'extrait d'ovaire augmente les forces de certaines femmes affaiblies et possède une action dynamogénique comparable à celle du testicule.

Après injection d'extrait d'ovaire à des femelles castrées, Loewy et Richter observent une augmentation des combustions respiratoires.

Injection ou ingestion de testicule

Brown-Sequard a fait connaître l'action dynamogène du suc testiculaire, c'est-à-dire l'accroissement de la force physique et de la puissance cérébrale déterminé chez l'homme par l'injection du suc testiculaire du lapin ou du cobaye.

3° ACTION ANTITOXIQUE DES GLANDES

Les troubles consécutifs à l'ablation ou à la destruction des glandes à sécrétion interne étant comparables à ceux qui sont déterminés par l'introduction de divers poisons dans l'organisme, il est rationnel d'admettre que les poisons endogènes, c'est-à-dire résultant du fonctionnement normal de l'économie, sont neutralisés dans le milieu intérieur par le produit de sécrétion, en un mot d'admettre que les glandes exercent une action antitoxique. On ne peut guère vérifier que d'une manière indirecte l'exactitude de cette conclusion. Elle se dégage toutefois des faits suivants :

1° La non-toxicité du mélange *in vitro* d'un extrait glandulaire et d'un poison donné et la non-toxicité de l'injection simultanée *in vivo* d'un extrait glandulaire et d'un poison donné ;

2° La toxicité du sérum d'animaux ayant subi l'ablation d'une glande ;

3º L'effet curatif absolu ou relatif d'une injection d'extrait glandulaire à un animal chez lequel on a enlevé ou détruit la glande correspondant à celle d'où dérive l'extrait injecté ;

4º La réaction défensive des glandes consécutivement aux infections et aux intoxications se manifestant par des aspects histologiques révélateurs d'un hyperfonctionnement glandulaire, liés par conséquent à une augmentation du produit de sécrétion interne capable de neutraliser les toxines directement ou indirectement introduites dans l'organisme.

L'action *antitoxique des extraits surrénaux « in vitro » et « in vivo »* a été établie par ABELOUS, CHARRIN et LANGLOIS, d'après les résultats, soit d'injections simultanées d'un poison (atropine, strychnine, curare, nicotine, toxine pyocyanique) et d'une faible dose d'extrait, soit de mélange des deux substances. OPPENHEIM, par des expériences analogues, a montré que l'extrait surrénal mélangé à des substances toxiques diverses (phosphore, toxine diphtérique) ou injecté aux animaux en même temps que ces substances, augmente dans un grand nombre de cas la résistance de l'organisme à l'intoxication.

Action antitoxique des surrénales.

L'application de ces méthodes à *l'hypophyse* n'a pas donné de résultats concluants à DELILLE.

Action antitoxique de l'hypophyse.

La plus grande partie de la toxine tétanique injectée à des poules est drainée par les *glandes génitales* et l'extrait ovarien a une action tétanisante très forte (METCHNIKOFF). Chez le crapaud femelle, à l'époque du frai, les glandes à venin cutanées sont pour ainsi dire inactives alors que l'ovaire et les œufs pondus présentent une toxicité violente (PHISALIX).

Action antitoxique de l'ovaire.

Remarquons en passant que ces derniers faits peuvent

être invoqués dans la théorie d'après laquelle l'action antitoxique s'exerce plutôt à l'intérieur de la glande que dans la circulation générale.

Toxicité du sérum des animaux éthyroïdés. GLEY a établi la toxicité du sérum des animaux *éthyroïdés* et montré que la preuve péremptoire de l'action antitoxique de la thyroïde ne ressortait pas des travaux antérieurs.

Une application ingénieuse de la constatation de la toxicité du sérum des éthyroïdés et de l'action antitoxique de la thyroïde réside dans l'emploi du sérum sanguin ou du lait d'animaux éthyroïdés pour le traitement des malades atteints de goître exophtalmique (BALLET et ENRIQUEZ, MOEBIUS).

Voici comment s'expriment à ce sujet BALLET et ENRIQUEZ :

« A l'état normal il se forme dans l'organisme une substance toxique qui neutralise la sécrétion thyroïdienne. L'extirpation ou la destruction du corps thyroïde permet l'accumulation dans l'organisme de cette substance toxique non neutralisée. Dans le cas d'hyperthyroïdation, il y a, au contraire, excès de cette substance neutralisante sans qu'il y ait suffisamment de substance toxique à neutraliser. Dans ces conditions, ne pourrait-on pas essayer de neutraliser les effets de l'hyperthyroïdation par l'injection d'une certaine quantité de substance toxique à neutraliser? »

Pour ce qui est des preuves histologiques de l'action antitoxique des glandes par hyperfonctionnement et hypersécrétion, nous nous bornons à indiquer au lecteur qu'il les trouvera dans les travaux de GARNIER pour la glande thyroïde ; de BERNARD et BIGART, OPPENHEIM et LOEPER pour les surrénales ; de GUERRINI, THAON, DELILLE pour l'hypophyse.

C. — CORRÉLATIONS FONCTIONNELLES
INTERGLANDULAIRES

Les observations macro- et microscopiques faites au cours des recherches effectuées sur les glandes endocrines ont conduit à la notion de l'interdépendance glandulaire ou des corrélations fonctionnelles entre ces glandes. On admet par suite qu'il y a normalement une synergie ou un antagonisme interglandulaire et, exceptionnellement, une suppléance interglandulaire. La clinique est venue confirmer ces observations en faisant connaître les syndromes polyglandulaires.

Suivant l'action que l'on aura plus particulièrement en vue, on comprendra que deux glandes données pourront être tantôt synergiques, tantôt antagonistes. Si l'on envisage par exemple l'action sur la pression artérielle, on a vu que les surrénales et l'hypophyse sont hypertensives et que l'ovaire et la thyroïde ont un effet hypotensif. Dans ce cas, il y a donc antagonisme entre la pituitaire et la thyroïde ; au contraire, il y a synergie entre ces deux mêmes glandes en ce qui concerne leur action sur les échanges de la chaux, de la magnésie, du phosphore (Falta, Rudinger, Schiff), qui sont augmentés par les extraits de chacun de ces deux organes. On sera donc amené à associer à l'hypophyse tantôt la thyroïde, tantôt la surrénale, selon les différents buts thérapeutiques poursuivis.

L'étude des corrélations fonctionnelles, de date relativement très récente, présente en outre des difficultés spéciales dans la solution des problèmes soulevés par les

Considéra-
tions géné-
rales.

syndromes polyglandulaires : l'analyse des faits tendra à reconnaître s'il s'agit d'une atteinte simultanée ou successive de plusieurs glandes par un même agent causal ou par des agents différents; ou bien encore, s'il s'agit du trouble primordial d'une seule glande avec retentissement uniquement fonctionnel ou successivement lésionnel et fonctionnel sur d'autres glandes, sans oublier que d'autres organes tels que le foie, les reins, participant au complexus morbide, peuvent modifier l'activité sécrétoire des glandes. Dans la limite, par suite, où les synergies et les antagonismes interglandulaires peuvent se combiner sans s'annihiler réciproquement, des syndromes glandulaires variés pourront être réalisés en clinique, fournissant des indications d'*associations opothérapiques variées*. Lorsqu'un diagnostic complet des troubles provoqués par les lésions des diverses glandes à sécrétion interne aura été établi, il y aura lieu, ainsi que l'écrivent CLAUDE et GOUGEROT, de fonder bon espoir sur une thérapeutique par les extraits organiques combinés. Ces auteurs après avoir relaté plusieurs observations antérieures sous des titres divers, en particulier sous celui d'insuffisance thyroïdo-testiculaire, pour lesquels ils rejettent l'interprétation pathogénique rangeant ces cas sous l'étiquette d'infantilisme réversif, proposent de considérer ces faits comme des syndromes d'insuffisance pluriglandulaires. Ils font remarquer qu'à ces syndromes pourront correspondre, soit des syndromes d'hyperfonctionnement glandulaire, soit encore des syndromes d'insuffisance et d'hyperfonctionnement pluriglandulaires concomittants.

Rappelons maintenant quelques-unes des corrélations fonctionnelles des principales glandes endocrines en négligeant toutefois dans la présente notice ce qui a trait aux rapports avec d'autres organes et particulièrement avec le foie, le pancréas, le rein.

L'ablation du *corps thyroïde* est suivie d'un arrêt de développement des organes génitaux ; c'est là, d'ailleurs, un des signes cardinaux du myxœdème spontané de l'enfant. Expérimentalement, cette opération détermine une augmentation de volume de l'hypophyse caractérisée microscopiquement par un aspect d'hyperfonctionnement des cellules glandulaires (THAON). Recherchant l'explication de ces faits, LIVON pense qu'il est difficile d'admettre que lorsqu'on enlève les thyroïdes, elles puissent être remplacées pendant quelques jours par un organe aussi petit que l'hypophyse, tandis que lorsqu'on enlève l'hypophyse, les thyroïdes ne paraissent la suppléer en rien ; il y a corrélation mais non suppléance.

Remarquons en outre que l'hyperactivité fonctionnelle d'une glande donnée n'est souvent que transitoire et, qu'en général, une période d'épuisement et d'inactivité fait suite à la période d'hyperfonctionnement. *Ces faits sont utiles à connaître pour la direction du traitement opothérapique; il sera bon de prescrire des périodes de repos dans ce traitement pour éviter l'annihilation fonctionnelle d'une glande dont on se propose précisément d'exciter l'activité sécrétoire.*

Signalons accessoirement la persistance, chez la lapine éthyroïdée, de l'engorgement laiteux des mamelles après l'expiration de la lactation (JEANDELIZE) et la fréquence de l'hypertrophie du thymus dans la maladie de Basedow. Cette hypertrophie serait pour RÖSSLE compensatrice et antagoniste d'une déviation fonctionnelle des surrénales.

Chez les animaux acapsulés, l'hypophyse s'hypertro

phie et se présenterait en état d'hyperactivité fonctionnelle (BOINET, MARINGHI, ALQUIER).

Action de l'hypophyse sur la thyroïde. L'*extrait hypophysaire* détermine une vaso-constriction intense de la thyroïde (HALLION et ALQUIER). Les vésicules sont diminuées de volume et moins riches en substance colloïde, on constate de l'hypertrophie et de l'hyperplasie des surrénales. Cette hyperépinéphrie aboutit à l'hypoépinéphrie dans les traitements prolongés ; il n'y aurait aucune altération des glandes génitales pour la majorité des auteurs (DELILLE). La clinique enseigne cependant que les acromégaliques, les géants, les sujets atteints de dystrophie adiposo-génitale présentent régulièrement des symptômes d'insuffisance génitale. Des études nouvelles devraient être faites à ce sujet.

Action de l'ovaire sur le corps thyroïde. L'*extrait d'ovaire* exerce une action vaso-dilatatrice sur le corps thyroïde (HALLION). On peut rapprocher ce fait du développement de la base du cou observé à la puberté et lors des règles chez la femme, c'est-à-dire aux périodes où l'ovaire serait en hyperfonctionnement. BOUCHARD a signalé le gonflement du corps thyroïde dans la chlorose. La castration ovarienne est suivie d'une hypertrophie de l'hypophyse, d'une persistance plus longue du thymus (FICHERA, CALZOLARI).

Action du testicule sur l'hypophyse. L'hypertrophie hypophysaire se produit encore à la suite de la *castration testiculaire* (PARHON et GOLDSTEIN).

Corrélations nerveuses. Par quels mécanismes sont assurées les corrélations fonctionnelles des glandes? Ces rapports seraient conditionnés, pour les uns, par les produits de sécrétion agissant sur les différents parenchymes glandulaires, pour les autres, par l'intermédiaire du système nerveux. On a admis l'existence d'un nerf hypophyséo-surrénal établissant des connexions entre ces deux organes (SAJOUS).

D. — ÉLÉMENTS ANATOMIQUES SÉCRÉTEURS

La détermination des éléments anatomiques qui sont le siège de la sécrétion interne est basée sur les caractères histologiques du protoplasma cellulaire différencié par sa fonction sécrétoire *(ergatoplasma)* et sur ses affinités pour les substances tinctoriales. Toutefois, nos connaissances à ce sujet sont encore bien incomplètes et il reste à éclaircir plus d'un point obscur.

Les cellules de la *thyroïde* déversent la substance colloïde à l'intérieur des vésicules closes par leur pôle apical ou sécrétoire; mais on peut penser que d'autres substances reprises immédiatement par le sang s'échappent par le pôle basilaire ou vasculaire de la cellule (GARNIER).

Dans les *capsules surrénales,* bien que la substance corticale présente une structure glandulaire plus manifeste que la substance médullaire, on a cependant démontré que la sécrétion interne provenait des deux substances. La couche corticale sécrète la lécithine, substance indispensable à l'équilibre nerveux, à la tonicité musculaire, mais sans action sur la pression vasculaire. La couche médullaire contient l'adrénaline; le protoplasma de ces cellules présentant une affinité particulière pour le chrome, celles-ci sont dites chromaffines.

Les histologistes ont trouvé des cellules chromaffines dans des organes rudimentaires répartis le long de la chaîne nerveuse abdominale, sur le trajet du sympathique et dans la glande intercarotidienne de Luchska, et il y a lieu de considérer ces organes, qui peuvent petit à petit remplir le rôle circulatoire dévolu aux cellules adrénalogènes de la capsule, comme des surrénales aberrantes. En résumé, la substance médullaire exerce surtout son action sur la pression sanguine, tandis que la substance corticale est plus directement bactéricide et antitoxique.

Éléments anatomiques de l'hypophyse. L'affinité des cellules glandulaires de l'*hypophyse* pour les matières colorantes varie avec le stade d'activité sécrétoire de ces cellules ; elles sont chromophiles en plein fonctionnement et chromophobes à l'état d'épuisement. Toutefois, l'hypophyse présente la particularité suivante encore inexpliquée. Alors que les cellules sécrétantes et la colloïde sécrétée sont pour ainsi dire uniquement situées dans le lobe antérieur ou glandulaire, les physiologistes ont remarqué que l'action sur la pression vasculaire n'est pas obtenue avec l'extrait de ce lobe anté-rieur, tandis qu'elle est obtenue avec l'extrait total ou l'extrait de lobe postérieur.

Éléments anatomiques sécréteurs du testicule. Dans le *testicule,* les uns estiment que la sécrétion interne dépend uniquement des cellules interstitielles (ANCEL et BOUIN); les autres qu'elle dépend à la fois et des cellules interstitielles et des cellules sertoliennes (LOISEL).

Éléments anatomiques sécréteurs de l'ovaire. On est d'accord pour considérer le *corps jaune* comme représentant la glande de sécrétion interne de l'ovaire (PRENANT). Aussi est-il indiqué d'administrer le corps jaune aux malades chez lesquelles on désire combattre une déficience de cette sécrétion.

E. — SUBSTANCES CHIMIQUES SÉCRÉTÉES

On a réussi à extraire des glandes endocrines certains corps chimiquement plus ou moins définis.

Le suc thyroïdien contient des composés organiques iodés (BAUMANN, OSWALD) et même de l'arsenic (GAUTIER), du brome (BALDI), du phosphore (OSWALD). L'iode est englobé dans une albumine composée, la thyréoglobuline d'Oswald. Par dédoublement, BAUMANN a isolé de cette dernière un composé organique iodé appelé par lui thyroïodine ou iodothyrine. Une nucléo-albumine renfermant du phosphore a été trouvée dans la substance colloïde du corps thyroïde : c'est la nucléo-protéide d'Oswald.

L'iodothyrine n'est nullement la substance spécifique du corps thyroïde pour ARTHUS. Elle ne se rencontrerait pas d'une façon constante et sa quantité serait très variable suivant les espèces animales. Pour ce physiologiste, les combinaisons iodées de la thyroïde semblent être le résultat d'une fixation d'iode par cet organe, après la pénétration des composés iodés dans l'organisme : il conclut que la nature et le mode d'action de la substance spécifique de la thyroïde sont inconnus. Il fait remarquer, de plus, que des procédés de préparation de la thyroïodine, il résulte à l'évidence une profonde altération des constituants chimiques de la thyroïde. D'où cette déduction, que le médecin qui désire suppléer chez son malade à la déficience de la sécrétion interne de la thyroïde doit employer les extraits totaux de préférence aux substances chimiquement isolées des glandes. *On ne saurait, dans l'état actuel de nos connaissances, prétendre réaliser avec une substance*

Iodothyrine.

Les substances chimiques ne peuvent remplacer les extraits totaux.

chimiquement extraite des glandes des effets thérapeutiques analogues à ceux qu'on obtient avec la poudre desséchée provenant de la glande entière. Autant pour tenir compte de la justesse des observations précédentes, que pour ne pas perpétuer dans l'esprit des médecins l'équivoque ou l'incertitude causée par l'emploi, pour désigner des produits opothérapiques, d'expressions ayant un sens relativement précis dans la langue des chimistes, nous avons décidé de présenter l'ensemble des produits opothérapiques préparés dans nos laboratoires sous le nom générique et synthétique d' « Endocrisines » qui, en rappelant la fonction endocrine ou endocritique des glandes, indique en même temps au médecin qu'il lui appartient de prescrire la ou les glandes qui lui paraîtront spécifiquement commandées par l'analyse des symptômes constatés chez le malade.

Adrénaline.

L'*adrénaline* est une substance vaso-constrictive, hypertensive provoquant la contraction des fibres musculaires de l'estomac, de la vessie, dilatant la pupille, ralentissant le cœur, excitant la salivation. Elle est extrêmement toxique et détermine de l'athérome quand elle est administrée à doses faibles et répétées. L'histochimie a prouvé que la sécrétion surrénale contient encore d'autre substances, par exemple des graisses, des lipoïdes. Dans la zone réticulée on trouve un pigment qui serait un lipochrome d'après MULON. La régulation pigmentaire de l'organisme est sans doute assurée par l'action de la sécrétion surrénale sur le système nerveux.

———————

II

APERÇU CLINIQUE

Les descriptions nosographiques récentes des affections médicales des glandes endocrines se sont inspirées des notions acquises expérimentalement et exposées ci-dessus. On a cherché à constituer différents groupes de symptômes que la clinique et les résultats thérapeutiques permettent de considérer comme relevant d'un même trouble sécrétoire et, sans créer de nouvelles entités morbides, on a dressé le tableau de syndromes correspondant aux diverses modifications de la fonction sécrétoire. Ces syndromes ont été rattachés à un vice de fonctionnement, soit quantitatif par excès ou par défaut, soit qualitatif. Pour les désigner, on peut respectivement adopter pour chaque glande la terminologie usitée pour la thyroïde, soit : *hyperthyroïdie, hypothyroïdie, dysthyroïdie.* Ces classifications artificielles ne sauraient toutefois embrasser la multiplicité des phénomènes biologiques. C'est ainsi que rien ne permet d'affirmer que les troubles quantitatifs ne soient pas simultanément qualitatifs et que le produit de sécrétion ne soit pas modifié, en même temps et globalement, dans sa quantité et, électivement, dans la proportion et la nature de ses éléments composants. C'est là un problème dont la solution est des plus délicates. Un exemple en est fourni par ces malades observés par Léopold Lévi et de Rothschild, chez lesquels le sens de la déviation de la fonction thyroïdienne n'était pas unique, qui présentaient simultanément, ou successivement, des symptômes attribuables à l'hyper- et à l'hypothyroïdie et qui sont classés par ces auteurs comme atteints d'instabilité thyroïdienne.

Certes, il ne faut pas oublier que, dans l'ensemble, il manque à beaucoup de ces faits l'appui d'un contrôle anatomo-pathologique et que l'interprétation qui en est donnée est principalement fondée sur l'adage : *Naturam morborum curationes ostendunt.* Mais, il faut pas perdre de vue également que le but du médecin, c'est la guérison du malade. L'étude clinique a d'ailleurs été poursuivie assez longtemps, et sur un assez grand nombre de malades, pour que les praticiens n'aient plus d'hésitations à recourir, en respectant les règles d'une prudente posologie, à la méthode opothérapique, lorsqu'ils se trouveront en présence des symptômes par lesquels se manifestent les troubles sécrétoires des glandes endocrines.

On conçoit que les différents processus morbides inflammatoires et néoplasiques, lorsqu'ils frappent les glandes endocrines, peuvent avoir pour conséquence un vice du fonctionnement glandulaire dont il appartiendra à l'analyse clinique de dépister les signes. Remarquons toutefois que des lésions partielles sont compatibles avec un fonctionnement normal ou, du moins, suffisant pour les besoins de l'organisme, si les parties restées saines sont le siège d'une hypertrophie compensatrice capable de suppléer au défaut ou à la viciation de fonctionnement des parties lésées.

Les symptômes des troubles sécrétoires glandulaires, constituent tantôt des espèces nosologiquement distinctes, telles que le myxœdème, la maladie d'Addison, l'acromégalie ou maladie de Marie, tantôt ils sont perdus ou confondus au milieu de ceux de l'affection principale. Il est bien évident en effet, ainsi qu'on l'a décrit, que la pathologie des glandes endocrines n'est pas plus limitée à ces maladies que la pathologie du rein n'est limitée au mal de Bright. D'ailleurs, pour certaines d'entre elles, la surrénale par exemple, les observations recueillies sont en nombre tel qu'on a pu former des cadres d'attente dans lesquels pourra sans doute prendre place la majorité, sinon la totalité, des faits de l'avenir.

Nous plaçant ici à un point de vue pratique, nous allons, pour chaque glande, donner les signes auxquels on peut actuellement reconnaître ces altérations fonctionnelles pour le diagnostic desquelles le traitement opothérapique sera souvent la pierre de touche. Nous ferons connaître ensuite les syndromes pluriglandulaires.

I. — ALTÉRATIONS FONCTIONNELLES DU CORPS THYROÏDE

Après les effets merveilleux du traitement thyroïdien dans le myxœdème, cette affection est unanimement considérée comme due à une insuffisance de la sécrétion thyroïdienne. L'apparition de symptômes rappelant ceux du goître exophtalmique chez des malades auxquels la thyroïde est administrée à trop fortes doses a conduit à penser que cette dernière maladie était due à une surabondance de la sécrétion thyroïdienne, à une hyper-thyroïdie. La reproduction expérimentale de plusieurs de ces symptômes chez l'animal semble confirmer ces vues (BALLET et ENRIQUEZ, CHANTEMESSE et MARIE, HOENNICKE). Cependant, cette interprétation n'a pas obtenu l'assenti-ment général ; certains auteurs estiment qu'il est préfé-rable d'invoquer la dysthyroïdie. RENAULT (de Lyon) considère que le poison basedowien est représenté par la *thyromucoïne,* le produit de sécrétion de la glande à l'état fœtal, différent de la *thyrocolloïne,* produit de sécrétion de la glande de l'adulte ; enfin, d'autres auteurs croient que la pathogénie thyroïdienne ne saurait à elle seule donner la clef de tous les symptômes de la maladie de Basedow.

Quoi qu'il en soit, si l'on envisage le myxœdème et le goître exophtalmique comme les deux termes extrêmes des modifications quantitatives de la sécrétion thyroïdienne, on peut trouver une série de signes formant comme les chaînons intermédiaires établissant la liaison entre ces deux maladies si nettement opposables l'une à l'autre par quelques-uns de leurs symptômes : excitation nerveuse, bouffées de chaleur, boulimie, diarrhée dans le goître exophtalmique, apathie et torpeur, sensation persistante de froid, perte de l'appétit, constipation dans le myxœdème.

On peut distinguer trois variétés de troubles sécrétoires thyroïdiens : l'*hypothyroïdie,* l'*hyperthyroïdie* et la *dysthyroïdie.* Chacune d'entre elles peut revêtir diverses formes sur lesquelles ont particulièrement insisté LÉOPOLD LÉVI et H. DE ROTHSCHILD.

Dans la description qui va suivre, nous ferons de larges emprunts aux travaux de ces auteurs. Dans chacune de ces trois variétés, ces auteurs distinguent une forme qu'ils appellent *tempérament* hypothyroïdien, hyperthyroïdien, etc., et qui représente, somme toute, une transition entre l'état de santé physiologique et les états de troubles pathologiques de la sécrétion thyroïdienne ou, si l'on préfère, caractérise plutôt un état d'imminence morbide qu'une affection nosologique précise.

A. — Hyhothyroïdie

L'hypothyroïdie ou insuffisance thyroïdienne peut comprendre :

1° *Le myxœdème complet ou fruste ;*
2° *L'infantilisme, type Brissaud ;*
3° *L'hypothyroïdie bénigne chronique* (syndrome d'Hertoghe).

1° Nous ne nous arrêterons pas au myxœdème et nous nous contenterons de rappeler la symptomatologie de l'infantilisme type Brissaud avant de décrire l'hypothyroïdie bénigne chronique.

2º L'*infantilisme* type Brissaud a été ainsi décrit par MEIGE :

Face arrondie joufflue, paupières bouffies, lèvres saillantes et charnues, nez peu développé, visage glabre, peau fine et de couleur claire, cheveux fins, sourcils et cils peu fournis, torse allongé, cylindrique, ventre un peu proéminent, membres effilés de la racine aux extrémités, une couche adipeuse d'une assez grande épaisseur enveloppant tout le corps et masquant les reliefs osseux et musculaires. Organes génitaux rudimentaires, verge toujours petite, testicules bien conformés et descendus dans les bourses, du volume de ceux d'un petit garçon, absence de poils au pubis et aux aisselles. Voix grêle et aigre, larynx peu saillant, corps thyroïde généralement petit. Un état mental infantile accompagne toujours la malformation corporelle.

3º *Hypothyroïdie bénigne chronique.* — L'hypothyroïdie bénigne chronique est caractérisée par un ensemble de signes qui ne se trouvent pas nécessairement réunis chez le même individu. Ce sera donc par la constatation de la présence d'un plus ou moins grand nombre de ces signes qu'on sera amené à poser le diagnostic d'insuffisance thyroïdienne, diagnostic dont on demandera la vérification à l'épreuve du traitement thyroïdien. Ces signes comparables à certains égards aux petits signes du mal de Bright, décrits sous le nom de *syndromes d'Hertoghe,* ont été longuement analysés par LÉOPOLD LÉVI et H. DE ROTHSCHILD qui les ont divisés en deux groupes : les *petits signes permanents ou stigmates* et les *petits accidents* de l'insuffisance thyroïdienne, ces deux groupes se rattachant l'un à l'autre par des manifestations pathologiques intermédiaires.

L'association des stigmates et des accidents, en séries variables, correspondrait pour ces auteurs à des degrés différents d'insuffisance thyroïdienne étiquetés par eux hypothyroïdie bénigne chronique, hypothyroïdie paroxystique, hypothyroïdie minime. Ce qu'il faut principalement retenir, c'est la relation pathogénique qui existe entre ces signes cliniques et l'insuffisance thyroïdienne, relation confirmée par l'action curative du traitement thyroïdien. Il appartient donc au médecin consulté par un malade se plaignant d'un des symptômes regardés comme pouvant éventuellement dépendre de l'hypothyroïdie, de rechercher s'il coexiste chez ce malade d'autres symptômes d'hypo-thyroïdie, et, dans l'affirmative, d'essayer de les combattre par l'opothérapie. Il est donc utile de bien connaître les petits signes et les petits accidents de l'insuffisance thyroïdienne.

A. — PETITS SIGNES PERMANENTS OU STIGMATES DE L'INSUFFISANCE THYROÏDIENNE

Œdèmes transitoires

En dehors de toute albuminurie, l'hypothyroïdie se traduit par des œdèmes blancs, indolents, de consistance assez ferme, élastique, qui siègent habituellement au niveau des paupières, parfois dans la région frontale, parfois dans la région malaire. Quelquefois, il y a gonflement passager des pieds ; le sujet se sent à l'étroit dans ses bottines, ou bien, aux mains, les doigts sont comme gonflés et la bague a de la peine à sortir du doigt. Ces œdèmes se répètent plus ou moins souvent, sont ou non périodiques, surviennent parfois le matin ou apparaissent à propos d'une contrariété, d'une fatigue, des règles, d'un accident d'hypothyroïdie tel que la migraine.

A côté de l'œdème tégumentaire, on peut ranger le gonflement des cordes vocales survenant au moment des règles et rendant compte de l'assourdissement de la voix et aussi de l'obstruction des fosses nasales que provoque le refroidissement à l'approche des menstrues.

Le signe du sourcil

Coïncidant avec l'œdème palpébral, ou indépendant de lui, on constate une raréfaction du tiers externe du sourcil, due soit à un processus de kératose pilaire (HERTOGHE), soit à un trouble de développement (agé-nésie pilaire). Ce signe facile à reconnaître est extrêmement banal chez les hypothyroïdiens. *Sa simple constatation doit faire rechercher les autres signes de l'hypothyroïdie.* Il est en rapport avec la fonction trichogène du corps thyroïde. De cette fonction, lorsqu'elle est troublée, dépendent encore la *canitie précoce* qui peut être familiale et l'*alopécie* allant jusqu'à la calvitie.

Obésité

L'insuffisance thyroïdienne s'accompagne fréquemment d'embonpoint, de tendance à l'obésité ou d'obésité véri-table. Comme l'a montré THIBIERGE, l'obésité peut être le signe unique d'un myxœdème fruste.

Lors d'obésité thyroïdienne, la médication donnera d'excellents résultats. Mais dans ces cas surtout, elle demande à être maniée avec soin, à être surveillée de près par le médecin. C'est dans des cas d'obésité traités par le malade lui-même que l'excès de thyroïdine a pu produire un véritable goître exophtalmique (VON NOHBAFT, CAVAZZANI).

Arriération physique et mentale

Le défaut de fonctionnement thyroïdien entraîne soit un retard du premier développement (dents, marche, langage), soit un retard de la croissance, de l'évolution de la taille (enfants qui grandissent insuffisamment ou ne grandissent pas, retard de l'intelligence). A ce point de vue particulier, bien des degrés, bien des variétés sont possibles.

HERTOGHE a insisté sur la difficulté qu'ont souvent ces hypothyroïdiens à apprendre l'orthographe ou le calcul. On note aussi parfois des troubles de la parole pouvant aller jusqu'au bégaiement. Le retard de développement peut être local et se traduire par de la cryptorchidie, de l'incontinence d'urine, des troubles de la voix, etc.

Somnolence

Ainsi que l'ont montré BRIQUET (d'Armentières) et LORAND (de Carlsbad), la fonction du sommeil est conditionnée par le corps thyroïde, qu'il y ait ou non, comme le veut SALMON, relation entre le sommeil et la glande pituitaire.

Les hypothyroïdiens ont besoin de beaucoup de sommeil. Ils ont facilement des somnolences après les repas, somnolences pouvant aller jusqu'à la narcolepsie : il y a une lourdeur de paupières bien spéciale rendant parfois difficile l'ouverture des yeux. La narcolepsie fait quelquefois penser au diabète, l'examen des urines lèvera ces doutes. L'opothérapie thyroïdienne atténue très rapidement ce besoin de dormir.

Fatigue

Les sujets en état d'insuffisance thyroïdienne se plaignent fréquemment de fatigue. Souvent. comme l'a remarqué HERTOGHE, cette fatigue est matutinale. Les hypothyroïdiens ne sont pas « des gens du matin ». Est-ce à cause de l'inaction musculaire et du refroidissement qui se produit la nuit? Toujours est-il que les hypothyroïdiens ont de la peine à quitter leur lit le matin et ne se trouvent bien qu'après les premiers mouvements de la matinée et le petit déjeuner. D'autres fois la fatigue est moins régulière. Elle survient à la suite d'un petit effort, d'une marche prolongée, d'un repas.

Cette fatigue est à rapprocher de celle qui se produit dans la neurasthénie, et de l'apathie du myxœdème.

Douleurs musculaires et articulaires

Les hypothyroïdiens ressentent facilement des douleurs musculaires sur un point variable du corps, au niveau des cuisses, des fesses, des muscles intercostaux, de la nuque, des reins, etc. Généralement, on a tendance à dénommer névralgie ou encore lumbago, rhumatisme, etc., etc., ces douleurs parfois attribuables au froid, à la fatigue et qui cèdent à l'opothérapie thyroïdienne. Il en est de même des douleurs articulaires s'accompagnant ou non de craquements, sans parler des formes plus sévères du rhumatisme, y compris le rhumatisme chronique, déformant, progressif, qui souvent, dans son mécanisme complexe, relève de l'insuffisance thyroïdienne.

Remarquons que ces douleurs variables qui sont monnaie courante dans l'hypothyroïdie, font de même partie du tableau habituel de la neurasthénie.

Céphalée

La céphalée revêt surtout deux formes. Tantôt elle semble partir des sinus frontaux, s'étend au-dessus des orbites et reste frontale. Elle ressemble à la céphalée du début du coryza aigu. Tantôt elle part de l'occiput. Un point douloureux au niveau du nerf occipital lui donne l'allure d'une névralgie. De l'occiput elle envahit la moitié correspondante du crâne. Elle est plus intense le matin au lever du malade et se dissipe le soir après un repas copieux. Les malades sont si habitués à cette céphalalgie continuelle qu'ils n'en parlent guère et il faut leur poser la question pour qu'ils s'en déclarent atteints.

La moindre fatigue, la plus légère transpiration, le passage d'un courant d'air provoquent le retour de la céphalée occipitale.

Anorexie

Les troubles de la faim sont fréquents dans l'insuffisance thyroïdienne et l'ingestion d'extrait thyroïdien a pour résultat presque habituel d'augmenter la faim, de régler un appétit capricieux, de faire naître ou renaître la sensation de faim. Avec des doses trop fortes, on développe même, chez certains malades, un appétit vorace au point que leur entourage les croit atteints de tœnia ; il est nécessaire de les rationner.

La faim diminue ou persiste pendant les intervalles de l'opothérapie. Assez souvent, après la suspension prolongée du traitement, l'amélioration reste durable ; parfois cependant, l'état antérieur de la faim a tendance à se reproduire suivant les modifications de la santé générale, la durée du traitement, le degré de nervosité du malade.

Constipation

Lorsqu'elle ne se rattache pas à un état déterminé de l'appareil intestino-gastro-pancréato-hépatique et qu'elle mérite le nom d'essentielle, elle se traduit par ses caractères habituels : diminution de fréquence des selles, dureté des matières fécales. Assez souvent elle s'accompagne de rejets de glaires intestinales par périodes, et quelquefois de coliques.

Il est encore une forme particulière de fonctionnement intestinal qu'on observe chez les insuffisants thyroïdiens, c'est la *répétition des garde-robes dans les vingt-quatre heures,* qui sont souvent impérieuses et se traduisent par des coliques et des diarrhées. Les matières ne sont pas dures. Le malade a l'impression qu'il ne vide pas à fond son intestin et souvent à la suite d'une selle il se demande s'il ne va pas avoir encore une évacuation.

Troubles de la calorification

Ces troubles sont les suivants :

a) Le refroidissement des extrémités, surtout des pieds, représente la forme la plus atténuée. Il est continu, souvent inconscient ou subconscient, et le sujet s'est tellement habitué à son symptôme qu'il ne songe pas à le signaler au médecin, à moins d'une question précise sur ce point.

b) Une deuxième forme se traduit par la frilosité, soit circonscrite à une ou plusieurs extrémités, soit localisée au dos, aux cuisses, soit générale. La sensation est devenue consciente ; le malade s'en plaint. Le frileux, au reste, souffre presque constamment du froid, mais surtout l'hiver. Il s'enveloppe de châles, de manteaux, la nuit de couvertures. On le voit toujours dans la saison froide rechercher les sources de chaleur artificielle. Il lui faut des boules chaudes aux pieds la nuit. La température de ses bains doit être particulièrement élevée.

Il existe souvent en même temps des *troubles vaso-moteurs.* Les sujets envisagés ont souvent les extrémités pâles avec sensation de main ou de doigt mort. Dans les formes très intenses, les extrémités sont cyanosées, en état d'asphyxie, œdématiées. Les engelures sont fréquentes.

c) Une troisième variété se signale par des *frissons* qui parcourent le corps, surtout la région dorsale, à certains moments de la journée, plus particulièrement vers quatre à cinq heures du soir. D'autres fois, ils éclatent après les repas ou au début de la matinée. Ils durent l'espace d'un éclair ou se prolongent, s'accompagnant parfois d'horripilations, de claquement des mâchoires et tremblement généralisé. Les sujets accusent fréquemment une sensation d'eau glacée qui coulerait dans le dos ou les membres.

d) Dans un certain nombre de cas la *température centrale* est *au-dessous* de la normale de *quelques dixièmes*, souvent davantage la nuit. Et ce refroidissement organique explique, peut-être, une partie des malaises que ressentent les hypothyroïdiens pendant la nuit ou au matin.

e) Ces *hypothermisés* présentent souvent une *hyperesthésie* exquise au froid. Le moindre courant d'air leur occasionne des douleurs rhumatoïdes, névralgiformes, qualifiées de lumbago, torticolis, migraines. Ces mêmes sujets font, sous l'influence des refroidissements, des auto-infections banales (coryzas, angines, etc.).

Ainsi que la cryesthésie décrite par Dieulafoy, un certain nombre de ces signes n'apparaissent que du fait d'une insuffisance rénale qui met en évidence l'insuffisance thyroïdienne restée latente. Dans ces cas la néphrite albumineuse sera l'objectif principal du traitement.

Sénilité précoce

On peut opposer au retard du développement la *sénilité précoce* se traduisant par des *varices*, des *hémorrhoïdes,* un *développement excessif des veines des mains*, les *télan-giectasies cutanées*, la tendance pour les *dents* à devenir branlantes et à tomber.... sans parler de la *canitie* et de la *calvitie* précoces.

B. — PETITS ACCIDENTS DE L'INSUFFISANCE THYROÏDIENNE

Comme petits accidents attirant l'attention sur le fonctionnement thyroïdien, on signale :

Les auto-infections faciles

Celles-ci comprennent les pharyngites, les bronchites, les angines à répétition. Ces dernières ne sont parfois relevées qu'à titre anamnestique ou bien évoluent sous les yeux du médecin. Il s'agit d'angines herpétiques, catarrhales, phlegmoneuses, survenant d'une façon irrégulière ou périodiquement et parfois alors à intervalles très réguliers. Le plus souvent, les sujets font remonter leurs angines aux premiers souvenirs de leur existence, ils en ont eu toute leur vie.

A la suite des infections répétées, il se produit des épaississements des muqueuses : conjonctivale, pituitaire (éternuements faciles, en série, surtout le matin), de la trompe d'Eustache (surdité), de la trachée (toux rauque), de la muqueuse du pharynx (pharyngites chroniques).

Les auto-intoxications périodiques

La *migraine* doit attirer l'attention sur l'insuffisance thyroïdienne, *car elle est presque toujours, sinon toujours, d'origine thyroïdienne*. Elle se rencontre plus souvent chez la femme que chez l'homme. Elle est précoce ou tardive. Il s'agit de migraine paroxystique constituée par la céphalée, l'état nauséeux, les vomissements, la nécessité du repos au lit.

Les vomissements

Vomissements impérieux souvent matutinaux et vomissements dits périodiques qu'on rencontre surtout dans l'enfance, ces deux variétés bien influencées par la médication thyroïdienne.

Les vertiges — L'urticaire

L'urticaire se rattache au prurit qu'on observe également chez les jeunes enfants insuffisants thyroïdiens, à certains cas de maladie de Quincke.

Les troubles menstruels

Il s'agit de menstrues trop abondantes pouvant aller jusqu'aux ménorrhagies. L'opothérapie règle les pertes menstruelles, calme les douleurs qui les accompagnent et suspend parfois des hémorrhagies utérines.

Le nervosisme

C'est aux bons effets du traitement thyroïdien qu'on demandera la preuve de l'origine thyroïdienne du nervosisme cérébral, bulbaire, ou sympathique. Sous son action, on voit guérir des états émotifs s'accompagnant de pleurs, colères, tristesse, énervement, excitation nerveuse ; les vertiges, les battements de cœur, les spasmes rétrocèdent ou s'améliorent également. On cite des guérisons de bégaiement, de somnambulisme, voire même d'épilepsie évoluant sur un fond d'hypothyroïdie.

*
* *

Entre les stigmates et les accidents de la petite insuffisance thyroïdienne, il est encore des MANIFESTATIONS *pathologiques* INTERMÉDIAIRES, ce sont les *hémorrhagies faciles*, la *tendance hémorrhagique*, les *poussées aiguës de rhumatisme articulaire chronique.*

A la fin de leur exposé, LÉOPOLD LÉVI et DE ROTHSCHILD font remarquer qu'une partie des signes d'insuffisance thyroïdienne séparés par eux sous le nom d'accidents ne sont qu'indirectement pathognomoniques de cette insuffisance. Ils constituent souvent des troubles d'hyperthyroïdie provoqués par l'hypothyroïdie *à titre de réaction de défense :* ce sont des paroxysmes fonctionnels. Ils sont néanmoins justiciables de la médication thyroïdienne, mais celle-ci doit être appliquée avec beaucoup de ménagements, en surveillant attentivement le malade de façon à ne pas accentuer les troubles morbides qu'on cherche à combattre. Le but du traitement consiste alors à rétablir l'équilibre thyroïdien, et pour l'atteindre il est nécessaire d'utiliser la même méthode qu'en matière d'hyperthyroïdie.

Quoi qu'il en soit, ces accidents fournissent avec les autres signes accidentels et permanents ci-dessus décrits les éléments du diagnostic positif d'hypothryroïdie. S'ils sont nombreux et concordants, le traitement thyroïdien pourra être institué presque à coup sûr. L'insuffisance thyroïdienne étant essentiellement un syndrome auto-toxique, on aura eu soin de procéder au préalable à l'examen des urines afin de ne pas méconnaître d'autres intoxications, telles que l'urémie, le diabète, l'hépato-toxémie.

Neurasthénie.   On n'oubliera évidemment pas que l'hypothyroïdie, tout en étant réelle, n'est souvent que l'élément accessoire d'une maladie principale, dominant la scène morbide.

Néanmoins on se trouvera bien dans certains cas de fixer jusqu'à quel point il est exact de qualifier l'hypothyroïdie d'accessoire. C'est ainsi que le diagnostic de neurasthénie ayant été porté, si l'on constate et la présence de nombreux signes d'hypothyroïdie et l'absence d'autres signes liés à la neurasthénie et susceptibles de se rencontrer dans les neurasthénies hépatiques, biliaire, surrénale, etc., on sera autorisé à diagnostiquer une neurasthénie thyroïdienne et à instituer le traitement opothérapique. LÉOPOLD LÉVI et DE ROTHSCHILD rapportent plusieurs observations de guérison par l'emploi de la thyroïde dans la neurasthénie. Au surplus, certains signes du syndrome d'Hertoghe, la céphalée, la rachialgie, la lassitude, la somnolence, les troubles digestifs, la constipation, les palpitations, les bourdonnements d'oreilles, les douleurs rhumatoïdes, la diminution de la mémoire, la tristesse, représentent les éléments d'une neurasthénie fragmentaire.

B. — Hyperthyroïdie

L'hyperthyroïdie comprend :

1º· Le *goître exophtalmique,* forme complète ou fruste que nous ne décrirons pas ;

2º L'*hyperthyroïdie bénigne chronique* (disséminée, localisée, cardio-bulbaire).

Sauf le goître, la plupart des symptômes relevés par les auteurs chez les hyperthyroïdiens sont identiques à ceux qu'on observe chez les basedowiens ; pour l'énumération de ces symptômes, nous suivrons autant que possible l'ordre didactique adopté pour la maladie de Graves. Le tableau clinique comprendra donc un ou plusieurs des signes suivants :

Palpitations, battements de cœur douloureux survenant par crises parfois nocturnes et se répétant en moyenne toutes les deux ou trois nuits, ou bien matinales et susceptibles de réapparaître dans le courant de la journée.

Signes d'hyperthyroïdie.

Chacune d'entre elles dure environ deux minutes et se prolonge quelquefois jusqu'à cinq et sept minutes ; elle est caractérisée par une sensation physique d'angoisse précordiale, d'oppression thoracique, la poitrine semblant être serrée dans un étau et s'accompagne ou non d'un sentiment psychique d'anxiété, de peur de mourir. Un malade de LÉOPOLD LÉVI et H. DE ROTHSCHILD aurait souffert de crises de cette nature pendant plus de treize ans.

Éclat brillant des yeux. — Tremblement, vertiges, besoin de déplacement, agitation, loquacité, énervement, excitation nerveuse, pleurs, gémissements, fou rire, colères, cris nocturnes, sensitivité, peurs, sommeil agité et réveils fréquents, insomnie. — Bouffées de chaleur, prédilection pour l'eau froide, sensation d'étouffement, dyspnée, strangulation nerveuse et sensation d'étranglement au niveau de la gorge, nausées, vomissements, boulimie, polydypsie, diarrhée, polyurie, sueurs abondantes. — Céphalée d'abord légère, puis vive, pouvant aller jusqu'à la migraine, puisque aussi bien cette dernière peut être déclanchée chez les hypothyroïdiens qui ont absorbé de trop fortes doses de thyroïde. Parfois, elle coïncide avec des troubles menstruels et dépend alors médiatement de l'hypoovarie et immédiatement de l'hyperthyroïdie, celle-ci étant un mode de réaction à l'hypoovarie ; sensibilité spontanée et à la pression des masses musculaires, violentes douleurs lombaires, arthralgies, courbature générale. — Retard et insuffisance des règles, hypertrichose, phénomène du doigt mort.

Hyperthyroïdie de la grossesse. Autothérapie thyroïdienne. — *Pendant la grossesse*, on observe une forme transitoire d'hyperthyroïdie, intéressante dans ses manifestations cliniques. L'hypertrophie du corps thyroïde dans la grossesse a été signalée par différents auteurs (FREUND, ABT,

LANGE). Elle est liée à une suractivité fonctionnelle de la glande : la preuve en est dans la disparition de l'hypertrophie thyroïdienne consécutivement à l'absorption de corps thyroïde et à sa réapparition après la cessation de cette alimentation thyroïdienne (LANGE). Dans ces conditions, on s'explique aisément que des symptômes d'hypothyroïdie, guérissables par le traitement thyroïdien, se trouvent amendés par la surproduction thyroïdienne déterminée par la grossesse. La littérature médicale renferme des cas de migraine, d'asthme, de rhumatisme chronique, singulièrement amendés, sinon totalement guéris par une grossesse (L. LÉVI et H. DE ROTHSCHILD). On désigne cette action curative sous le nom d'*autothérapie thyroïdienne de la grossesse*. Cependant, cette hyperthyroïdie n'est pas toujours curative. Elle donne alors lieu à des malaises qu'on peut étiqueter nervosisme ou Basedow fruste.

Il est clair que les symptômes énumérés ci-dessus comme traduisant le défaut ou l'excès de fonctionnement de la thyroïde ne se rencontrent pas nécessairement chez chaque malade, de même que la totalité des signes du myxœdème ou de la maladie de Basedow n'existe pas forcément dans chaque cas où ces maladies sont diagnostiquées.

On peut dire, cependant, que le myxœdème et la maladie de Basedow représentant comme les degrés maxima de la viciation de la sécrétion thyroïdienne en moins ou en plus, les symptômes cardinaux de l'une ou de l'autre de ces deux affections se retrouveront respectivement dans l'hypo- et l'hyperthyroïdie bénignes chroniques avec un caractère fruste atténué, dégradé. L'observation des malades fait ressortir, d'autre part, l'importance de la notion d'instabilité thyroïdienne qui sera exposée plus loin, instabilité dont certains signes peuvent se rencontrer indifféremment dans l'hypo- ou l'hyperthyroïdie, parce qu'ils sont essentiellement révélateurs de l'état du tempérament thyroïdien.

On peut donc, en partant des symptômes principaux du myxœdème et du Basedow, opposer dans un tableau l'hypothyroïdie à l'hyperthyroïdie d'une façon globale, sous le bénéfice de cette remarque que les symptômes de l'état thyroïdien sont communs à l'une et à l'autre.

Hypothyroïdie	**Hyperthyroïdie**
Absence ou atrophie fréquente de la glande thyroïde.	Hypertrophie de la glande thyroïde.
Peau sèche ridée, hyposécrétion sudorale. Aspect sénile.	Téguments lisses et humides, hypersécrétion sudorale. Habitus, facies souvent juvéniles.
Cheveux tombant facilement. Alopécie, canitie précoces. Sourcils peu développés (signe du sourcil).	Hypertrichose.
Ongles cassants striés.	Ongles résistants, à croissance rapide.
Anorexie. Constipation fréquente.	Boulimie. Diarrhée paroxystique fréquente.
Troubles de la calorification. Refroidissement des extrémités. Frilosité. Frissons. Hyperesthésie au froid. Ralentissement de la croissance.	Troubles de la calorification. Bouffées de chaleur. Hyperthermie assez fréquente. Accélération de la croissance.

Ossification enchondrale retardée.	Ossification enchondrale précoce.
Petitesse de la taille	
Apparition tardive et difficulté de la marche.	
Malformation dentaire.	
Malformation des organes génitaux.	
Retard de la puberté.	Puberté plutôt précoce.
Dysmenorrhée, amenorrhée, métrorrhagie.	Irrégularités menstruelles.
Apathie physique et psychique.	Hyperexcitabilité physique et psychique.
Lenteur générale du mouvement.	Besoin de déplacement, suractivité.
Lassitudes, fatigues.	Tremblements, nystagmus.
	Accès cardiaques paroxystiques.
	Crises d'affolement bulbaire. tachycardies.
Langueur du regard.	Exophtalmie ou seulement éclat brillant des yeux.
Somnolences.	Sommeil agité, insomnie.
Arriération mentale.	Vivacité de l'intelligence.
Retard d'apparition du langage.	Loquacité.
Difficultés des acquisitions intellectuelles.	
Indifférence morale.	Émotivité exagérée.
	Anxiété psychique, peur de mourir.
	Angoisses; crises de pleurs ou de fou rire, colères.
Diminution des échanges nutritifs.	Exagération des échanges nutritifs.
Obésité.	Amaigrissement.

États thyroïdiens

Migraine; Céphalée; Douleurs musculaires et articulaires; Rhumatisme chronique; Asthme; Auto-intoxications et infections faciles.

C. — Dysthyroïdie

Ce troisième groupe comprend l'*instabilité thyroïdienne* et le *neuro-arthritisme thyroïdien*.

1° INSTABILITÉ THYROÏDIENNE (LÉOPOLD LÉVI ET H. DE ROTHSCHILD)

Au cours des états d'insuffisance thyroïdienne, de quelque degré qu'elle soit, peuvent survenir des troubles nerveux qui ne sont pas fonction de l'insuffisance thyroïdienne, mais sont rapportables, dans certains cas, à une hypersécrétion de la thyroïde. Ces faits représentent la clinique courante, et, de l'association en quantité variable de l'hypo- et de l'hyperthyroïdie, résulte une variété infinie de formes. Le nom d'instabilité thyroïdienne sert à caractériser cette modalité de la viciation de la sécrétion thyroïdienne. Il semble étrange au premier abord qu'un sujet puisse avoir un corps thyroïde qui fonctionne en même temps et trop et trop peu. Mais ceci peut tenir à ce que les fonctions de la glande sont multiples et à ce que sa fonction iodée peut être diminuée, alors que se trouve exagérée sa fonction phosphorée. On aurait même démontré que le fonctionnement phosphoré s'exagère pour compenser un fonctionnement iodé insuffisant. Quoi qu'il en soit, on comprend que, dans l'instabilité thyroïdienne, on puisse distinguer des cas d'hypothyroïdie avec hyperthyroïdie légère, de même que des cas d'hyperthyroïdie avec hypothyroïdie légère. Nous reproduisons ici deux cas publiés par Léopold Lévi et H. de Rothschild.

Instabilité thyroïdienne à hyperthyroïdie dominante (Basedow fruste). Hypothyroïdie paroxystique

Malade de 55 ans. La première fois que nous la voyons, elle est dans un état d'excitation inexprimable. Ce qui frappe d'emblée, c'est, d'une part, l'augmentation de volume du corps thyroïde et le tremblement généralisé ; d'autre part, elle accuse des chaleurs et des transpirations. Le pouls bat entre 96 et 100 à la minute. La malade est amaigrie, en proie à des crises de diarrhée. Elle se plaint d'une sensation de serrement à la gorge, d'angoisse, d'idées noires.

Nous portons le diagnostic de Basedow fruste avec tachycardie, tremblement, chaleurs, crises de diarrhée, sans exophtalmie.

La mère de cette malade est nerveuse, hypochondriaque ; une de ses sœurs est toujours en mouvement, infatigable, a un grand besoin de parler, d'écrire, de se dépenser.

Voici les renseignements personnels qu'elle fournit sur ses antécédents :

Petite jusqu'à 16 ans, âge de ses premières règles, elle s'est développée à la formation et pesait, à 18 ans, 135 livres. Elle a toujours été vive, impressionnable. A propos d'une contrariété, elle éprouvait une contraction à la gorge, à l'estomac, et ne pouvait manger. Elle a toujours eu une peur morbide du feu. Elle a très bien supporté deux grossesses, il y a trente et un ans et vingt-neuf ans.

Il y a douze ans, elle a éprouvé un choc terrible. Elle a appris la mort presque subite de son mari.

Pendant un mois, elle a été comme affolée, « comme une loque », dit-elle. On l'envoya dans le Midi où elle resta six semaines. A son retour, elle avait une extrême agitation, un besoin de mouvement, d'activité, qui s'est traduit à un certain moment par un besoin de frotter, de déménager les meubles. Elle a ressenti des battements de cœur, du tremblement, elle a été prise de sanglots, d'angoisses, et a commencé à maigrir. On lui prescrivit alors de la liqueur de Fowler, qui fit apparaître de l'eczéma. Elle prit des douches chez Keller. Plus tard, elle se plaignit d'un phénomène particulier : la micro-sthésie. Il lui semblait que les objets placés dans sa main devenaient de plus en plus petits, et elle ne pouvait les garder dans sa main. Des chaleurs apparurent alors. Elle souffrait aussi de crampes qui la prenaient subitement dans les jambes, étaient très douloureuses et l'immo-bilisaient sur place. Elle les ressentait également la nuit.

Il y a dix ans, le monde lui était odieux. Elle s'isola trois mois à Auteuil, éprouva pendant son séjour des spasmes nerveux, eut des faiblesses, souffrit de la région cervicale et précordiale. Elle éprouvait du dégoût pour les aliments et n'avait pas d'appétit. Elle se plaignit de douleurs au niveau de la langue et de violentes céphalées. Parfois, elle avait des crises de pleurs, de cris ; il fallait alors la laisser seule. Elle n'a jamais perdu connaissance.

En 1899, elle a été traitée pendant sept semaines par le professeur Bernheim, de Nancy. Pendant quinze jours, il eut sur elle, au moyen de la suggestion, une grande influence. Son appétit devint meilleur, ses crises de larmes avaient disparu, elle se sentait plus légère. Mais l'action suggestive n'aurait pas dépassé quinze jours au dire de la malade.

Les phénomènes ont persisté depuis ce temps. En général, elle passe un mois à Paris, devient alors énervée, impatiente, puis va s'isoler quelques semaines en province et revient à Paris. L'été dernier (1906), elle a fait une cure d'isolement en Suisse. On lui a imposé le régime lacté. Elle est revenue souffrant davantage de son état nerveux, et c'est à ce moment-là que nous l'avons observée.

C'est une personne grande, amaigrie, aux cheveux tout blancs (ils ont blanchi depuis cinq ans), au teint jaune brunâtre avec pigmentation des paupières.

Les troubles qu'accuse la malade sont éminemment variables. Elle est généralement moins bien le matin. Parfois, le cou est volumineux, pulsatile, les veines sont saillantes, et c'est ainsi qu'il nous est apparu à notre premier examen. D'autres fois, le cou est tout à fait plat, ne fait plus aucune saillie. Elle éprouve une sensation d'étranglement, a de la peine à avaler certains mets, les pâtes en particulier. L'appétit est assez variable. A certains moments, il manque totalement et très souvent il est exagéré, la malade ne parvenant pas à se rassasier. Elle s'arrête de manger par raison, mais ne trouve pas moyen de calmer son besoin d'aliments. La gorge est souvent sèche ; la langue, sèche également, est parfois râpeuse, et la malade ne perçoit pas alors les sensations gustatives.

Les battements de cœur sont fréquents, surviennent par crises qui durent souvent une heure. Le pouls est parfois à 120 ; il peut être à 76.

Elle éprouve des angoisses, « comme si l'air ne passait pas dans la poitrine ».

Elle a une sensation de chaleur générale, se plaint de bouffées de chaleur et, depuis cinq ou six ans, a de la thermophobie. Cependant, le bout des pieds est froid et parfois elle ressent « comme un froid noir au milieu du dos ». Elle, qui a presque toujours trop chaud, est parfois obligée de se couvrir dans son lit, car elle a froid à ne pas se réchauffer. Sous l'influence d'une émotion, les extrémités, pieds et mains, deviennent froides, glacées.

Elle est sujette à des démangeaisons, à des troubles de la peau (urticaire, eczéma); elle fait facilement des enflures, présente parfois, dans la région cervicale, des gonflements pseudo-lipomateux.

Elle a des crises de diarrhée, sans coliques, qui surviennent une à deux fois par mois et durent deux ou trois jours.

Elle est toujours lasse, ennuyée. Sa vie ne commence généralement que dans la seconde partie de l'après-midi. Elle se lève tard, n'aime à sortir qu'à la tombée de la nuit. Parfois, c'est un besoin pour elle de partir de chez elle. A d'autres moments, elle est anéantie au point de ne pouvoir faire le moindre effort.

Le sommeil est court en général (quatre à cinq heures) et agité. Elle ressent des douleurs à la tête, souvent en casque. La mémoire a diminué; elle cherche souvent toute la journée des objets dans son appartement. L'attention est vite fatiguée. Elle est triste. Tout ce qui est gai la fait fuir. Elle se plaît dans la société des malades, s'attache aux personnes qui éprouvent des malheurs.

Ce qui est frappant, la malade nous l'a dit, et nous l'avons constaté pendant le traitement, ce sont les phases variables par lesquelles elle passe.

A la suite d'une période d'excitation, avec chaleur, tremblement, palpitations, faim insatiable, diarrhée, spasmes, besoin de déplacement, elle se plaint de fatigue, de refroidissement, d'aplatissement; elle ne peut sortir. Son pouls est à 80.

Puis, son cou se congestionne, le corps thyroïde augmente de volume, les yeux deviennent brillants, suivant son expression « elle dégage de l'électricité ».

Les phénomènes peuvent aussi être associés. A la suite d'un ennui domestique, elle a été prise d'angoisse, s'est sentie énervée, surexcitée, affolée. Elle a des bouffées de chaleur, de la diarrhée, éprouve un grand besoin de déplacement. Toutefois, elle se sent fatiguée, dort quatre heures la nuit, et a plutôt froid, grelotte même.

A d'autres moments, nous notons du tremblement, le pouls à 120; le cou n'est pas volumineux.

Au cours du traitement elle a eu, à propos d'une émotion, des douleurs vives au niveau de la fesse, qui ont nécessité des siphonages. Ceux-ci ont été suivis de démangeaisons insupportables.

Dans un cas aussi complexe, comment fallait-il conduire le traitement ? Voici douze ans que le sujet est souffrant, le traitement hypnotique du Dr BERNHEIM lui avait donné de l'appétit, elle avait mieux dormi, avait repris momentanément courage. Une cure d'isolement avait l'an dernier produit un résultat contraire à celui qu'on espérait.....

Nous nous sommes adressés à l'opothérapie, avons employé le corps jaune, l'ovarine, et finalement, nous avons utilisé le corps thyroïde à doses de 25 milligrammes; après huit mois de traitement, voici le résultat obtenu :

La malade est nettement améliorée en ce qui concerne

son psychisme. Elle a retrouvé son calme cérébral ; elle est capable de faire des efforts qu'elle n'eût point tentés auparavant, a repris un peu de la vie courante, a rendu des visites, reçu à dîner ; elle-même a dîné en ville. Elle a modifié un peu sa toilette dans le sens de la coquetterie. Elle a traversé de nouvelles périodes d'émotions qui ont eu moins d'action sur elle qu'autrefois ; elle est moins sensible, moins vibrante, d'humeur égale, plus calme, éprouve une détente. Elle supporte des souvenirs qu'elle redoutait auparavant ; elle sort, est allée au Bois avec ses petits-enfants (ce qu'elle n'avait jamais fait auparavant), a vu, sans en éprouver trop de secousses, des personnes qui lui rappelaient des émotions. Par contre, les phénomènes de chaleur, diarrhée, tremblement, tout en étant variables, n'ont que médiocrement été modifiés. Ses réactions automatiques bulbo-médullaires se font encore avec une intensité très grande.

L'angoisse est remplacée par une anxiété plus vague.

Dans l'ensemble, elle se trouve personnellement beaucoup mieux que depuis des années ; c'est également l'avis de son entourage. Les signes objectifs n'ont pas subi toutefois de changement très appréciable.

Instabilité thyroïdienne. Fond d'hypothyroïdie. Hyperthyroïdie paroxystique, en particulier au moment des époques et sous l'influence des émotions. Amélioration par le corps thyroïde à petites doses.

Jeune fille de 26 ans, sujette dans son enfance à des bronchites, des angines, des enrouements. A eu la coqueluche étant enfant, a contracté la scarlatine dans son adolescence, a été soignée à 15 ans pour de l'hypertrophie cardiaque.

Réglée à 16 ans. Devenue à ce moment d'une tristesse effrayante, avec dégoût de la vie et grande irritabilité.

Jeune fille plutôt grande, à thorax peu développé. Elle est sujette à la constipation, est frileuse, très sensible au froid, a des engelures, de la fatigue matutinale, ressent des névralgies, en particulier au front et à la nuque.

A côté de ces symptômes d'hypothyroïdie, nous relevons que la température est facilement élevée, que la malade devient fréquemment nerveuse sous l'influence des règles ou à propos de la moindre émotion. A ce moment elle manifeste des mouvements nerveux de la bouche (tics).

Elle tombe facilement de sommeil, fait d'habitude la sieste après le repas de midi. La nuit, son sommeil est agité par des cauchemars.

Elle est très changeante. Une visite la met de bonne humeur, puis elle est désespérée. Ses yeux, parfois sont brillants aux périodes d'excitation. Le plus souvent ils sont ternes, vite cerclés.

Son analyse mentale est intéressante.

Son intelligence est très inégale; elle n'a pas eu beaucoup de goût pour les études, et a surtout appris les langues, par conversation.

La mémoire est variable; elle retient surtout les détails de toilette et a moins souvenir pour les physionomies. Elle ne connaît pas bien la valeur de l'argent, ne se rend pas compte de l'heure.

Elle est très timide, gauche au point de ne pas savoir saluer, dire bonjour, remercier. Elle manque de volonté, ne peut se décider et souvent regrette ensuite de n'avoir pris de décision. Même pour mettre un chapeau, un manteau, elle est hésitante. Souvent elle est trois heures ou plus à s'habiller ; aussi n'est-elle jamais prête à temps. En plus de l'indécision, existe de la lenteur qui se manifeste dans les divers actes, comme celui de manger. Elle est molle, paresseuse, apathique.

Elle s'ennuie, se plaint de s'ennuyer, ne s'intéresse pas en général, et fait preuve d'égoïsme.

Elle pleure facilement ; dans son enfance, elle pleurait pour rien ; elle est souvent affectueuse, même d'une façon excessive.

Elle est peureuse : a peur de l'appendicite, peur de perdre sa fortune...

Elle est jalouse, méfiante, pessimiste, a un peu de doute. Elle est quelque peu maniaque : est onychophage, a eu la manie de ramasser des fils à terre...

D'autres particularités doivent encore être mises en relief.

Elle a des périodes d'excitation, en particulier aux époques menstruelles et sous l'influence d'émotions. Elle fait des scènes, pousse des cris, prononce de vilains mots, frappe son entourage, arrache les cheveux à sa domestique. Elle a facilement l'esprit de contradiction, critique souvent, dit des choses désobligeantes. Elle sent le besoin de déplacer les objets.

Elle est exagérée, très suggestionnable.

Nous la soumettons au traitement thyroïdien le 9 février 1907, cachets de 0 gr. 05 de corps thyroïde avec un milligramme d'acide arsénieux.

L'amélioration est rapide, progressive, comme on peut en juger par la suite de l'observation qui a été tenue jour par jour, et dont nous ne donnerons que les faits saillants.

20 février. — A pris 12 cachets. L'appétit est meilleur,

.intestin est régulier depuis trois jours. Elle a davantage chaud aux pieds. Elle est moins fatiguée et ne s'est pas plainte de fatigue ces jours derniers. Elle est plus rapide pour descendre l'escalier, pour manger, pour s'habiller. Elle a joué du piano, s'est occupée un peu du ménage. Elle est moins somnolente. La mine est meilleure, le teint plus clair. Elle est, d'autre part, moins irritable, ne s'est pas fâchée aussi souvent; n'a pas pleuré, a eu moins de jalousie, s'est montrée plus gaie, a été, certains jours, aimable, gentille. En particulier, la veille on l'a trouvée tout à fait bien, changée. Suspension des cachets jusqu'au 26 février.

25 février. — Très bon appétit. Garde-robe naturelle. Son humeur devient plus égale. Elle sent le besoin de s'occuper. Sa mère nous écrit qu'elle a fait une promenade en auto de Paris à Rambouillet, qu'elle était d'une humeur charmante, ne se plaignant ni de fatigue, ni de rien, comme à l'habitude. Des cousins qui ont dîné avec elle ont observé une vive amélioration.

Reprise des cachets le 26 février.

28 février. — 17e cachet. A passé l'après-midi au théâtre du Châtelet.

Elle est très bien disposée, très gaie, suit la pièce sans fatigue, ni physique, ni mentale, est enchantée d'avoir eu cette distraction.

Retour à pied du Châtelet à la Concorde. Bon appétit au dîner; tout à fait normale.

1er mars. — Après 18 cachets. Réveillée à 7 h. 1/4, s'est levée à 8 heures, a fait avant le déjeuner une promenade, à pied, de trois quarts d'heure, a mangé de très bon appétit. A 1 h. 1/2 a pris sa leçon de dessin jusqu'à 3 heures ; très bien disposée et satisfaite de son travail. Sortie au

Bois vers 4 heures ; jusqu'à 5 h. 1/4 fait une visite. La journée est bonne jusqu'alors. Au cours de la visite, elle subit une petite contrariété, on lui trouve mauvaise mine (elle attend ses règles). En rentrant, elle se plaint, trouve que tout va mal. Une amie vient dîner avec elle, elle retrouve sa bonne humeur et son appétit, est gaie, charmante, a une conversation suivie.

2 mars. — Après 19 cachets. Le sommeil est plus court qu'auparavant. Garde-robe naturelle. Deux visites qu'elle attendait ne viennent pas ; elle se met en colère, critique amèrement toute chose, est un peu essoufflée.

3 mars. — Apparition des règles. Très nerveuse, irritable. Ne mange presque rien, tant elle est énervée, parle tout le temps en s'irritant pour rien.

Le soir, elle est bavarde, a de la vie, de la répartie.

4 mars. — Prend sa leçon de dessin de 2 heures à 3 h. 1/2. Va pour la première fois au jour de réception de sa mère. Il fait très chaud dans le salon, il y a beaucoup de monde ; elle est très surexcitée, exhale de nouvelles plaintes.

7 mars. — Après 24 cachets. A été plus calme hier, a été amusante et aimable, a travaillé, a fait de la pyrogravure, a lu, dort bien, elle est tranquille et gaie dans la journée, bon appétit, garde-robe naturelle.

12 mars. — Depuis le 26e cachet (10 mars), interruption du traitement. Ne demande plus à faire la sieste après le repas. Elle est bien plus normale, plus facile à diriger, sans à coups de mauvaise humeur et moins indolente. Pouls 84. Poids 52 k. 200.

15 mars. — Après 28 cachets. Voici comment on peut résumer les progrès accomplis depuis le début du traitement :

Moins de fatigue, moins d'égoïsme, moins de timidité, moins de jalousie. Moins de manies. A plus de gaîté, plus d'application.

A deux reprises elle est allée essayer des robes chez la couturière sans se plaindre de fatigue. A joué au bridge, a dîné en ville, a été au théâtre, est restée aimable, gentille en particulier avec ses proches.

1er avril. — Après 44 cachets. L'avant-veille il s'est produit un incident d'ascenseur. Au moment où la malade posait le pied sur le palier, l'ascenseur s'est mis à descendre. Elle eut le temps d'en sortir, mais eut l'impression qu'elle avait pu risquer sa vie. Il s'est produit un véritable ébranlement nerveux qui s'est traduit par un tremblement intérieur. Depuis ce moment, elle ne fait que parler de cet incident. Elle a une grande vivacité de paroles ; de la surexcitation ; les yeux plus brillants.

Il faut ajouter que dans la semaine le sujet a été vacciné, le vaccin est dans son plein. Les règles sont venues.

Elle est restée sous le coup de l'émotion, surexcitée, agitée, n'arrivant pas à s'habiller ni à manger tant elle est énervée. Suspension des cachets.

12 avril. — A la phase d'excitation qu'a présentée la malade, a succédé une période d'aplatissement. Mais le caractère est désagréable. Elle a des colères. Elle a quelques boutons d'acné et de l'eczéma à un doigt de la main droite.

Reprise des cachets du 13 avril au 20 avril.

Elle s'habille plus vite, a une humeur plus égale. L'appétit est bon, les garde-robes régulières. Elle a plus d'entrain qu'autrefois, cause avec des jeunes gens de la façon la plus naturelle, sans se douter qu'elle était timide auparavant, et ne répondait que oui ou non.

On fait la remarque qu'après huit cachets consécutifs survient en général de l'énervement.

23 avril. — Tous les actes s'accomplissent avec plus de rapidité (pour manger, s'habiller, descendre l'escalier).

Cachets du 28 avril au 2 mai. Commence à être énervée. Les règles sont sur le point de venir. Elle est excitée, pousse des cris, donne des coups. Elle a éprouvé une vive contrariété en entendant d'une chambre voisine une conversation qu'on a tenue sur elle sans se douter qu'elle fût entendue. Insomnie, pleurs, elle se lamente.

Dans cette période d'excitation, elle s'occupe bien davantage, a écrit en fort peu de temps une lettre à sa sœur, une autre lettre à ses parents ; d'une façon générale, elle prend plus facilement la plume, l'aiguille et le pinceau, joue plus volontiers du piano. Elle mange beaucoup plus vite. Les pieds sont chauds (moins pendant la suspension des cachets). Les garde-robes sont régulières surtout pendant la prise du médicament.

5 mai. — Retard des règles. Elle cherche à contrarier son entourage par ses paroles. Mais elle se rend mieux compte des choses, se plaint même « de voir trop clair ».

15 mai. — 63 cachets. Elle est plus gaie, cause davantage, désire voir le monde. L'appétit et l'intestin sont réguliers.

Il reste une certaine variabilité dans son humeur qui est morne ou gaie. Parfois elle a du fou rire, de l'excitation.

15 juin. — Elle est partie en voyage, et nous avons des nouvelles par sa mère. Elle a été beaucoup mieux que d'habitude.

Elle a fait des visites dont elle s'est très bien acquittée, a déjeuné en ville chez des personnes de connaissance.

Elle a donné l'impression la meilleure, d'une jeune fille
tout à fait normale, sauf un peu timide.

2° NEURO-ARTHRITISME THYROÏDIEN

On n'aura pas été sans remarquer, dans les description de l'hypo- et de l'hyperthyroïdie chronique, que
certains symptômes de la première de ces déviations se
rencontrent dans l'arthritisme et certains symptômes de
la seconde dans le nervosisme. C'est ainsi qu'à l'hypothyroïdie ressortissent certaines variétés de migraine, de
rhumatisme chronique, d'asthme, d'urticaire chronique,
d'angines à répétition, d'herpès récidivants, d'hypothermie,
d'œdèmes transitoires, de neurasthénie, d'altérations
dentaires. Or, toutes ces manifestations morbides sont
communément rattachées à l'arthritisme. Parmi les
troubles observés d'autre part dans l'hyperthyroïdie, les
auteurs citent indistinctement des phénomènes de nervosisme banal, tels que surexcitation, colère, énervement,
insomnie, et des troubles à caractère plus spécifié, tels
que battements de cœur, tremblement, yeux brillants,
troubles thermiques qui évoquent l'idée de syndromes de
Basedow fruste.

De là à réunir ces deux groupes de symptômes pour
admettre l'existence d'un neuro-arthritisme thyroïdien, il
n'y avait qu'un pas d'autant plus facile à franchir que
l'efficacité de l'opothérapie thyroïdienne venait fournir la
preuve thérapeutique du bien-fondé de cette conception
pathogénique. Dans la plupart des syndromes paroxys-
tiques du neuro-arthritisme thyroïdien se rattachant à
l'insuffisance thyroïdienne et tirant leur originalité de
l'hyperthyroïdie réactionnelle, on prescrira avec succès le
traitement thyroïdien, par exemple, contre les migraines,

le rhumatisme chronique, la goutte, l'asthme, les derma-
toses, eczéma, urticaire chronique, psoriasis, sclérodermie, l'entérite muco-membraneuse, les crises de
neurasthénie et de psychasténie et, en outre, chez
l'enfant, les angines à répétition, les vomissements
périodiques, les accès de fièvre répétés.

D. — Indications du traitement thyroïdien

La glande desséchée dans le vide et pulvérisée fournit
un produit qui représente à peu près cinq fois son poids
de glande fraîche. Elle est préparée par nous, en cachets
de 5 milligrammes, de 25 milligrammes et de 10 centigrammes, qui équivalent à 25 milligrammes, 12 centigrammes et demi et à 50 centigrammes de glande fraîche.

Voici, en ce qui concerne les doses et la surveillance
de la médication, les règles que LÉOPOLD LÉVI propose de
suivre.

*Utilité des pe-
tites doses.*

En général, contre les accidents du neuro-arthritisme,
on emploiera de petites doses, ce qui est facile à comprendre, car les accidents que l'on veut combattre compor-
tent une part d'hyperthyroïdie plus ou moins marquée et
évoluent chez des sujets hypo-hyperthyroïdiens. Il faut
donc éviter de fortes doses qui pourraient, en accentuant
l'hyperthyroïdie, augmenter les accidents que l'on
combat, ou en produire d'autres de même ordre.

*La petite dose
est la pierre
de touche du
traitement.*

Les petites doses initiales seront souvent suffisantes
pour produire les effets favorables. Même en quelques
jours, ces petites doses suffisent à montrer qu'on est
dans la bonne voie. Souvent, en effet, c'est tel symptôme non visé qui s'améliore tout d'abord. C'est la
constipation chez un rhumatisant chronique; c'est la
frilosité chez tel autre; ce sont les douleurs musculo-

articulaires chez un migraineux quelquefois la repousse rapide ou la diminution de la chute des cheveux, décélera l'influence du traitement.

Dans ses effets immé ats le traitement aura agi davantage sur le tempérament et moins sur la maladie visée. Il n'importe, car l'amélioration d'un phénomène de la série thyroïdienne sera l'indice que la médication est justifiée. Mais, de ce que le traitement agit sur le tempérament, il s'ensuit qu'il faudra souvent le continuer longtemps. Ceci est surtout vrai pour le rhumatisme chronique. A maladie chronique convient un traitement prolongé. Par exemple, pour des accidents périodiques tels que la migraine, il est bon de ne pas cesser la médication, ou du moins y a-t-il lieu de la reprendre si les troubles, après avoir disparu, ont tendance à revenir.

Pour commencer, on prescrira des doses de 10 à 15 centigrammes de glande fraîche, soit, avec une poudre équivalant à cinq fois son poids de glande fraîche, des cachets de 25 milligrammes, cachets de dimensions minuscules (1).

Il faut commencer par de petites doses.

On en prendra pendant la première semaine un tous les deux jours, puis un chaque jour. Si ces doses sont bien supportées et donnent un résultat satisfaisant, on continue le traitement avec des repos de un ou deux jours tous les dix jours.

Si l'on obtient un résultat, mais qu'il paraisse insuffisant, par exemple, si l'on constate, ainsi que cela est

____

(1) Chez les sujets particulièrement nerveux, chez les basedowiens, il est même prudent de commencer le traitement avec des doses plus faibles encore : un ou deux cachets de 5 milligrammes d'extrait thyroïdien (25 ou 50 milligrammes de glande fraîche) par jour, quitte à augmenter les doses dans la suite.

expliqué ci-dessus, une amélioration d'un symptôme d'origine thyroïdienne autre que celui qui a été directement visé, on pourra prescrire alors deux, puis quatre cachets par jour. Dans ce dernier cas, on pourra employer des cachets de 10 centigrammes.

En adoptant 10 centigrammes de poudre desséchée par jour, LÉOPOLD LÉVI conseille des périodes de dix jours de traitement suivis de cinq jours de repos. Parfois, il donne un jour sur deux, deux cachets, parfois même deux cachets par jour. Ce sont des doses qui conviennent souvent au rhumatisme chronique.

Le corps thyroïde n'est pas dangereux.

L'emploi du corps thyroïde est-il dangereux? LÉOPOLD LÉVI n'a jamais observé d'accidents après avoir traité plusieurs milliers de sujets, utilisé plus de deux cent mille cachets. Il a noté seulement des incidents réalisant un Basedow fruste transitoire, un nervosisme hyperthyroïdien qui, généralement, disparaît très rapidement après la cessation du traitement. D'ailleurs, *en se servant d'une bonne préparation,* en l'utilisant à petites doses, en en surveillant l'emploi, on peut se mettre à l'abri de tout incident sérieux.

La médication. Sa surveillance.

Comment surveiller l'emploi de la médication?

Tout d'abord, avant de prescrire le corps thyroïde, deux renseignements peuvent être utiles : savoir chez la femme ce que produit au point de vue thyroïdien la période menstruelle, et dans les deux sexes ce que détermine l'émotion.

Effet de la période menstruelle.

La période menstruelle favorise l'apparition des symptômes thyroïdiens. L'émotion, qui met en jeu la sécrétion thyroïdienne (à preuve la maladie de Basedow, d'origine émotive), donne lieu à des troubles qui varient d'une façon individuelle et suivant certaines prédispositions. On peut poser en principe que le corps thyroïde, s'il est mal supporté, provoque chez un sujet déterminé les mêmes effets qu'une forte émotion (tremblement, tachycardie, angoisses, diarrhée). L'existence de ces troubles fera prévoir les incidents possibles. Il faudra être attentif aux effets de la médication surtout dans les premiers jours et quand on modifiera les doses. Il sera nécessaire de suivre les malades :

Effet des émotions.

a) Par le pouls. S'il dépassait 100 à 110, on serait amené à diminuer, parfois même, mais très rarement, à rejeter le médicament.

Pouls.

b) Par la balance. Une diminution considérable et continue de poids conduit à suspendre, diminuer ou rejeter la poudre thyroïdienne.

Balance.

c) Par l'ensemble des phénomènes nerveux qui pourraient se produire (diarrhée, transpiration, céphalée, angoisse, battements de cœur).

Phénomènes nerveux.

En somme, la médication thyroïdienne qui, dans certains cas, est la plus facile des médications, a besoin en principe d'une certaine éducation, et ne doit pas être livrée au hasard. Mais n'en est-il pas de même de toutes les médications actives?

Dans les diverses manifestations consécutives à la viciation sécrétoire de la thyroïde, on pourra appliquer l'opothérapie thyroïdienne, en s'inspirant des principes ci-dessus exposés. On a vu que les troubles causés par l'hyperthyroïdie peuvent être améliorés et se dissiper sous l'action de petites doses maniées avec prudence, et en surveillant le malade. Dans la maladie de Basedow confirmée, le corps thyroïde constitue une médication très active mais qui oblige le médecin à suivre le malade jour par jour, pour, à la moindre alerte, suspendre la médication.

Doses homéopathiques.

Obésité. Dans l'obésité, l'emploi du corps thyroïde, peut-être théoriquement défendable, est pratiquement déconseillé par plusieurs auteurs (M. LABBÉ, L. LÉVI).

Fractures. En prescrivant la thyroïde dans les cas de retard de consolidation des fractures, on utilisera l'action de ce produit sur la croissance.

Eclampsie. On a obtenu de très bons résultats du traitement thyroïdien dans l'éclampsie et les néphrites des femmes enceintes, tels les cas de NICHOLSON, FOTHERGILL, BALDOWSKI, STURMER, CERF.

Urémie. Grâce à un traitement thyroïdien très étroitement surveillé, on a pu réunir douze cas d'amélioration de symptômes liés à une petite urémie des plus manifestes ; en particulier, des céphalées rebelles et persistantes, des crampes, des troubles de la vue. Les extraits thyroïdiens semblent même faire diminuer l'albuminurie. On peut rattacher ces effets à la triple action antitoxique, diurétique et hypotensive de la thyroïde (CASTAIGNE et PARISOT).

Maladies de peau On se souviendra que l'opothérapie thyroïdienne est très efficace dans certaines maladies de la peau : eczéma, psoriaris, urticaire chronique, sclérodermie.

Rappelons enfin que le traitement thyroïdien peut être opposé avec succès à diverses manifestations du neuro-arthritisme, telles que rhumatisme chronique, goutte, asthme, entérite muco-membraneuse.

II. — ALTÉRATIONS FONCTIONNELLES DES CAPSULES SURRÉNALES

Les recherches expérimentales et l'observation anatomo-clinique permettent de dresser la liste des symptômes correspondant aux modifications des sécrétions des capsules surrénales, et particulièrement dans le cas d'insuffisance de ces glandes. Nous reproduisons ci-dessous l'énumération donnée par LOEPER et OPPENHEIM.

A. — Insuffisance surrénale

a. — *Insuffisance de la fonction vasculaire (syndrome médullaire)*

Troubles circulatoires : Hypotension artérielle, petitesse du pouls, tachycardie, collapsus, ligne blanche surrénale de Sergent.

b. — *Insuffisance de la fonction antitoxique (syndrome cortical)*

Troubles gastro-intestinaux : Anorexie, vomissements, diarrhée profuse, symptômes pseudo-péritonéaux.

Troubles nerveux toxiques : Dépression physique et morale, abattement, prostration, asthme musculaire, excitation, délire, convulsions, beaucoup plus rarement et seulement dans les états aigus.

Troubles généraux : Anémie, hypoglobulie, ralentissement des échanges, amaigrissement, cachexie.

B. — **Hyperfonctionnement capsulaire**

Hypertension artérielle, athérome artériel.

*
* *

La ligne blanche surrénale. Nous dirons seulement quelques mots de l'insuffisance, mieux connue que l'hyperfonctionnement.

Ce n'est pas seulement dans la maladie d'Addison que se rencontre le syndrome de l'insuffisance surrénale. Dans ces dernières années, SERGENT s'est attaché à en étudier les différentes formes et a fait connaître la valeur diagnostique de la ligne blanche surrénale. Pour la provoquer il suffit de frôler légèrement la peau de l'abdomen avec un objet mousse, avec la pulpe du doigt par exemple, sans gratter et sans exercer une pression trop forte ; au bout de quelques instants, on voit apparaître sur le trajet qu'a suivi le doigt une raie blanche assez large qui va s'accentuant de plus en plus, demeure stationnaire plus ou moins longtemps, parfois trois ou quatre minutes, et s'efface peu à peu.

L'*insuffisance surrénale* évolue suivant deux formes principales, les syndromes lents et les syndromes aigus.

Les *syndromes lents* englobent la maladie d'Addison et les syndromes lents d'insuffisance surrénale pure. Le diagnostic de ces derniers syndromes est délicat; c'est surtout l'asthénie qui devra attirer l'attention et, avec elle et l'accompagnant d'une manière plus ou moins constante, l'hypotension artérielle, avec ou sans ligne blanche, l'anorexie, la constipation, les vomissements, l'anémie et l'amaigrissement progressifs.

Les *syndromes aigus* sont encore plus difficiles à dépister, étant donné qu'ils simulent un empoisonnement ou des accidents péritonéaux, appendiculaires, apoplectiques. Le diagnostic sera souvent méconnu et l'erreur ne sera constatée qu'à l'autopsie.

C. — Indications du traitement surrénal

Le champ d'application de l'*opothérapie surrénale* considérée isolée et non associée, n'est pas actuellement aussi étendu que celui de l'opothérapie thyroïdienne. Toutefois, les résultats obtenus par l'emploi des capsules laissent entrevoir que les indications de ce mode de traitement ne seront, sans doute, pas moins nombreuses dans l'avenir que celles qui sont établies pour l'opothérapie thyroïdienne. Si celles-ci s'adressent d'une façon générale aux manifestations morbides d'allure plus ou moins chronique de l'arthritisme et du neuro-arthritisme, celles-là viseront davantage les symptômes asthéniques accompagnant les maladies infectieuses et toxiques à la suite de l'insuffisance sécrétoire des capsules, insuffisance décelable dans les lésions de ces organes, grâce aux progrès de la technique histochimique.

La découverte de l'adrénaline et de ses composants optiquement distincts, suprarénine droite, gauche, racémique a été suivie de l'utilisation de ces substances, tant pour remédier à l'insuffisance surrénale que pour mettre à profit leurs remarquables effets cardiovasculaires. Nous laisserons néanmoins de côté ce qui concerne le rôle de l'adrénaline en thérapeutique, ayant limité notre sujet à l'opothérapie spécialement glandulaire et organique.

La glande desséchée dans le vide et pulvérisée fournit un produit qui représente à peu près 5 fois son poids de glande fraîche. Nous préparons des cachets de 25 centigrammes et de 10 centigrammes qui équivalent à 125 centigrammes et 50 centigrammes de glande fraîche.

Au début, on prescrira des doses faibles de 50 centigrammes de glande fraîche correspondant à nos cachets de 10 centigrammes de poudre. On surveille le pouls et l'estomac du malade et l'on institue une période de repos de trois à cinq jours après une période de dix à douze jours de traitement et ainsi de suite (SERGENT).

Asthme cardiovasculaire après maladies infectieuses. S'appuyant sur la pratique de NETTER, qui donne l'adrénaline chaque fois que des symptômes d'asthme cardiovasculaires apparaissent au cours des maladies infectieuses, on pourra, dans des cas analogues, ordonner les cachets de poudre surrénale sans avoir aucunement à craindre la production de lésions athéromateuses des vaisseaux. LOUIS MARTIN et DARRÉ, dans un cas de diphtérie, ont employé l'opothérapie surrénale; ils ont vu disparaître l'asthme et la plupart des symptômes fonctionnels et concluent que ce procédé de traitement peut être mis en œuvre parallèlement à la sérothérapie.

Le professeur HUTINEL a fait connaître les bons effets qu'on peut retirer de l'opothérapie surrénale contre les symptômes de la scarlatine grave. Récemment, TIXIER et TROISIER ont trouvé des lésions d'hypoepinéphrie dans la scarlatine. Le traitement par les capsules surrénales a donné quelques succès dans la maladie bronzée, ainsi qu'en font foi les observations de SCHILLING, BECLÈRE, AUDERODIA, TISSIER et SCHAEFER.

Parmi les observations de maladies nerveuses traitées par les capsules, nous citerons un cas de guérison de neurasthénie rapporté par DUFOUR et ROQUES DE FURSAC et l'amélioration obtenue par le professeur RAYMOND chez une malade atteinte d'asthénie rattachée au syndrome d'Erb Goldflam.

Chez les malades atteints d'affection cardio-vasculaire, on peut également déterminer une amélioration : les contractions cardiaques sont plus énergiques, le pouls régulier la tension artérielle augmentée, la dyspnée diminuée. Toutefois, ces résultats sont fugaces.

STOELTZNER a soigné 76 enfants rachitiques par l'administration de capsules surrénales et a toujours eu une amélioration notable.

Rachitisme.

La fréquence des surrénalites scléreuses chez les tuberculeux plus ou moins avancés constitue une nouvelle indication de l'opothérapie surrénale dans les cas de tuberculose pulmonaire avec addisonisme, asthénie et insuffisance capsulaire (BOINET).

Maladie d'Addison.

Enfin récemment on a publié plusieurs cas de guérison inespérée de l'ostéomalacie sous l'influence du traitement surrénalien.

III. — ALTÉRATIONS FONCTIONNELLES DE L'HYPOPHYSE

C'est surtout aux travaux de RENON et DELILLE qu'on doit la connaissance des symptômes correspondant aux altérations fonctionnelles de l'hypophyse. On peut établir à ce propos le tableau suivant :

A. — **Insuffisance hypophysaire ou dyshypophysie.**	B. — **Hyperhypophysie**
Hypertension. Tachycardie.	Hypotension.
Sensations pénibles de chaleur. Sudations profuses.	Nombre des hématies égal ou supérieur à la normale.
Oligurie. Anorexie.	Polyurie. Glycosurie.
Troubles de la nutrition : amaigrissement dans certains cas, obésité, troubles trophiques divers, etc.	Troubles de la nutrition : amaigrissement, obésité, mais par action indirecte d'origine pluriglandulaire.
Troubles de la croissance, arriération physique et mentale,	Troubles de la croissance. Processus hypertrophique du développement, gigantisme, acromégalie.
Asthénie. Troubles psychiques. Insomnie.	Troubles psychiques. Somnolence.
Diminution de la résistance aux intoxications.	Presque constamment insuffisance génitale. Fréquemment hypothyroïdie.

Signes de compression intra-cranienne spéciaux à la tumeur pituitaire.

Ces syndromes, et surtout le syndrome d'hyperhypophysie, ne se rencontrent pour ainsi dire jamais à l'état
isolé et l'on se trouve généralement en présence de
syndromes pluriglandulaires dont il sera dit un mot
plus bas.

*
* *

L'hypophyse desséchée et réduite en poudre donne un
produit qui représente 5 fois son poids de glande fraîche.
Nous préparons des cachets de 10 centigrammes qui équivalent à 50 centigrammes de glande fraîche totale.

C. — **Indications de la médication hypophysaire**

L'extrait hypophysaire employé comme médicament
élève la tension artérielle, ralentit le pouls, augmente la
diurèse, supprime les sensations de chaleur et les sudations
profuses, améliore l'appétit et le sommeil, fait disparaître
l'asthénie, atténue certains troubles mentaux, exerce sur
la nutrition, ainsi que sur le développement en général et
sur le développement osseux et musculaire en particulier,
une action stimulatrice très nette, et, enfin, a probablement
un rôle antitoxique.

La médication hypophysaire a été employée avec succès
dans les maladies infectieuses aiguës et chroniques, dans
les cardiopathies, dans les maladies dystrophiques, dans
les maladies des glandes endocrines (opothérapie indirecte).

Dans la *fièvre typhoïde,* RENON et DELILLE ont donné
l'extrait hypophysaire à 28 malades; ils ont observé une
élévation de la tension artérielle, un ralentissement du
pouls, un abaissement de la température coïncidant avec
la période d'administration de l'hypophyse. La convales-

Fièvre ty-
phoïde.

cence fut remarquablement courte sans aucun phénomène asthénique. Parisot a obtenu des effets analogues.

Diphtérie. Dans la diphtérie le traitement hypophysaire fait disparaître les complications telles que tachycardie, hypotension, arythmie, etc. (Delille).

L'opothérapie pituitaire a eu une action favorable dans des cas d'érysipèle, de pneumonie, de broncho-pneumonie, de grippe, de pleurésie purulente, d'infection puerpérale (Delille), action qu'il faut rapporter aux effets vasculaires et diurétiques de la médication et à la disparition de l'asthénie.

Myocardites infectieuses. Dans les *myocardites*, alors qu'il s'agit de régulariser le cœur, d'en ralentir la rapidité, de stimuler et de soutenir l'énergie du muscle, l'extrait pituitaire donne généralement de bons résultats.

Les tachycardies qui cèdent à l'action de la poudre d'hypophyse, se rencontrent le plus souvent chez les névropathes, chez les convalescents des grandes toxi-infections, pendant les périodes menstruelles, pendant ou après la grossesse, en un mot chez tous les sujets qui ont un trouble de l'équilibre organique et de l'équilibre glandulaire interne. Il faudra, dans ces cas, surveiller le traitement et l'interrompre s'il déterminait de l'élévation de la pression artérielle (Delille).

Renon et Azam ont obtenu une amélioration générale par l'emploi de l'hypophyse dans un cas de maladie de Basedow.

Dans la maladie de Parkinson, le traitement hypophysaire a fait disparaître la sensation de chaleur, la transsudation exagérée et la soif. Il régularise le sommeil, ralentit le pouls, fait diminuer légèrement le tremblement (Parhon et Uréchia, Delille).

Dans un cas de *myasthénie bulbo-spinale,* Parhon et Uréchia ont obtenu une amélioration très accentuée grâce au traitement hypophysaire.

Par le traitement hypophysaire, Léopold Lévi et H. de Rothschild ont considérablement amélioré une fillette de 7 ans atteinte de myopathie atrophique progressive prédominant aux membres inférieurs avec lipomatose. L'enfant avait été soumise auparavant au traitement par la thyroïde et l'ovaire, mais sans résultats. Les progrès n'apparurent que lorsque l'hypophyse fut associée à l'ovaire, et devinrent encore plus nets après l'utilisation exclusive de l'hypophyse. L'enfant qui depuis cinq mois ne se servait plus de ses membres inférieurs arrivait, deux mois et demi après le début du traitement, à faire le tour de son lit, à se relever pour s'asseoir sur une chaise, et à se tenir debout sans appui.

Myopathie atrophique progressive.

Dans les *néphrites* de la scarlatine, de la diphtérie accompagnée d'hypotension artérielle, la médication hypophysaire, grâce à ses propriétés diurétiques et cardiosténiques, peut être utilisée (Castaigne et Parisot), mais il ne paraît pas indiqué de la prescrire chez les malades dont la pression artérielle est primitivement élevée.

Néphrite.

HYPOPHYSE ET TROUBLES DE LA CROISSANCE : ARRIÉRATION

Léopold Lévi et H. de Rothschild ont présenté à la Société de Neurologie le 7 février 1907 trois enfants arriérés que l'opothérapie hypophysaire avait très améliorés. La première observation a trait à un enfant de 3 ans et 11 mois qui ne pouvait se tenir sur ses jambes et pour son âge était très en retard au point de vue intellectuel et pour le langage. Le tout s'améliore rapidement et progressivement par le traitement hypophysaire. Entre le cinquantième et le soixantième cachet de 0,10 centigr. chaque, l'enfant a commencé à marcher. — Dans la deuxième observation un enfant de 6 ans atteint de maladie de Little incomplète se tient mieux après avoir absorbé 14 cachets de 0,10 centigr. chaque, et commence à marcher après 30 cachets. Le traitement a été continué et l'amélioration a progressé. — Le troisième cas concerne une fillette de 6 ans chez laquelle fut porté le diagnostic d'idiotie. L'opothérapie hypophysaire a eu pour résultat un certain développement intellectuel, l'amélioration de la marche, la possibilité d'un langage rudimentaire.

HYPOPHYSE ET OBÉSITÉ

Un malade âgé de 12 ans atteint de gigantisme avec lipomatose excessive maigrit de 9 kilog. par un traitement à l'hypophyse (DE CYON). L'enfant de 7 ans pour laquelle LÉOPOLD LÉVI et H. DE ROTHSCHILD firent le diagnostic de myopathie atrophique progressive et dont il a été question plus haut, présentait une adipose considérable qui disparut sous l'influence de la médication hypophysaire.

HYPOPHYSE ET MALADIES NERVEUSES ET MENTALES

Chez les neurasthéniques, l'opothérapie hypophysaire combat efficacement les palpitations, la tachycardie, l'instabilité de la pression artérielle, les sensations d'oppression, l'asthénie neuro-musculaire (DELILLE).

Dans la lypémanie et d'autres *accidents mentaux*, l'opothérapie hypophysaire a pour effet de faciliter la perception et l'association des idées, de diminuer la lenteur des réactions volontaires et d'améliorer la mise en train des diverses opérations mentales (CASELLI, SOLLIER et CHARTIER.

HYPOPHYSE ET MALADIES DES GLANDES A SÉCRÉTION INTERNE, MALADIE DE BASEDOW, FORMES COMPLÈTES ET FORMES FRUSTES

Avec des doses assez élevées, en prolongeant les périodes de traitement, on arrive à des guérisons apparentes de la maladie de Basedow. Ce sont, à vrai dire, des améliorations réelles, mais après la cessation du traitement, le syndrome basedowien se reconstitue. Le Basedow fruste qu'on rencontre chez les femmes après la ménopause, pendant ou après la grossesse, dans les périodes menstruelles, cède sous l'influence du traitement hypophysaire (RENON et DELILLE).

HYPOPHYSE ET TROUBLES OVARIENS

Les symptômes classiques de l'insuffisance ovarienne, tachycardie, sensations de chaleur, sueurs profuses, asthénie, disparaissent ou s'atténuent sous l'influence de l'extrait total d'hypophyse (DELILLE).

HYPOPHYSE ET ACROMÉGALIE

L'extrait hypophysaire pourra être prescrit lorsqu'on voudra obtenir le ralentissement du pouls, l'élévation de la pression artérielle, la diminution de l'asthénie, la suppression plus ou moins complète des sueurs profuses, l'accroissement de l'appétit, l'augmentation de la diurèse (MARINESCO, BYROM-BRAMWELL, SYDNEY, KUH). Mais, il faudra se rappeler que le processus acroméga-lique est susceptible d'être activé par l'opothérapie hypophysaire et que le syndrome acromégalique relève de troubles pluriglandulaires, puisqu'on y rencontre de l'hypothyroïdie ou de l'hyperthyroïdie, de l'insuffisance génitale, de l'hyper- ou, plus rarement, de l'hypoépiné-phrie, et parfois la reviviscence du thymus.

IV. — ALTÉRATIONS FONCTIONNELLES DES OVAIRES

Considérations générales.

A la suite des progrès de la chirurgie gynécologique, on constata une certaine analogie entre des troubles présentés par les malades oophorectomisées et les troubles qui accompagnent la ménopause naturelle. Pour les expliquer. on incrimina l'absence de la sécrétion interne de l'ovaire et cette pathogénie se trouva justifiée par les bons effets du traitement opothérapique (JAYLE). Il était rationnel dès lors de rattacher à l'insuffisance ovarienne les symptômes de même ordre observables aux diverses périodes de la vie génitale de la femme : à la puberté, pendant la menstruation et la grossesse. Nous donnons plus loin la liste de ces symptômes en nous appuyant sur les travaux de JAYLE, LAIGNEL-LAVASTINE, FERRY, etc. On sera certainement frappé, en la parcourant, de la concordance qui existe entre les phénomènes de l'hypoovarie et ceux de l'hyperthyroïdie. L'interprétation la plus plausible de ces faits est celle qui admet *entre la thyroïde et l'ovaire une interdépendance*, et, sur ce point, l'accord est à peu près fait entre les auteurs, mais les divergences d'opinions éclatent quand il s'agit d'en préciser la nature. Pour les uns (JARDY), elle tient à une synergie fonctionnelle, et pour les autres (PARHON et GOLDSTEIN), à un antagonisme. Il reste acquis, en tous cas, que l'atteinte pathologique de l'un de ces organes doit fréquemment retentir sur l'autre et que la traduction clinique en sera réalisée dans des syndromes pluriglandulaires.

En ce qui concerne le traitement, il y a lieu de remarquer que les travaux histo-physiologiques récents ayant établi le rôle du corps jaune dans la sécrétion interne, il est utile d'administrer aux malades de l'extrait de corps jaune et non de l'extrait d'ovaire. Il est probable qu'on peut rapporter à l'emploi de ce dernier produit les insuccès partiels qui ont été publiés et qui ne sauraient plus aujourd'hui être pris en considération pour juger de la valeur de l'opothérapie contre l'hypoovarie.

A. — Insuffisance ovarienne

Elle détermine des *troubles génitaux nerveux* et *vaso-moteurs* et des *troubles de la nutrition*.

1º TROUBLES GÉNITAUX

Avant la ménopause, on peut rencontrer des irrégularités de la menstruation, telles que aménorrhée, dysménorrhée, métrorrhagies. Après la ménopause, artificielle ou post-opératoire, on a signalé exceptionnellement la persistance des règles : elle tiendrait à une anomalie anatomique, à la présence d'ovaires aberrants ou surnuméraires, respectés par l'acte opératoire. Quant aux modifications du sens génital chez les opérées, elles sont nulles dans près de la moitié des cas et consistent, dans l'autre moitié des cas, en une abolition, une diminution, ou une exaltation réparties à peu près avec une égale fréquence. Les troubles vaso-moteurs et nerveux qu'on observe sont : des bouffées de chaleur avec rougeurs du visage et sueurs ; des phénomènes congestifs et hémorrhagiques pouvant porter sur tous les organes, mais principalement sur le poumon ; l'asthénie neuro-musculaire avec céphalée, généralement peu violente mais continuelle ; des bourdonnements d'oreilles, des vertiges ; de l'insomnie ; des palpitations ; des modifications de l'état mental, irritabilité du caractère, amnésie assez tenace, asthénopie accommodative (FERRY).

2º TROUBLES DE NUTRITION

La tendance à l'obésité pouvant aller jusqu'à l'adipose douloureuse de Dercum (SICARD, ROUSSY et BERKOVITSCH), le gonflement des parotides, relèvent des *troubles de la nutrition* consécutifs à l'hypoovarie.

*
* *

Les corps jaunes desséchés dans le vide et pulvérisés fournissent un produit qui représente à peu près 5 fois le poids de l'organe frais. Nous préparons des cachets de 0,10 centigr. qui équivalent à 0,50 centigr. de corps jaunes frais.

B. — Indications de l'opothérapie ovarienne

L'indication principale de l'administration du corps jaune est donnée par les accidents d'hypoovarie qui apparaissent aux divers stades de l'existence de la femme. L'opothérapie a donné des succès pour combattre les divers troubles consécutifs à la ménopause artificielle post-opératoire ; on pourra de même la prescrire contre les symptômes d'hypoovarie de la puberté, de la grossesse, du post-partum et de la ménopause naturelle, contre l'aménorrhée, la dysménorrhée. On aura encore recours à l'opothérapie ovarienne dans l'artério-sclérose consécutive à la ménopause (HUCHARD). On a également conseillé ce mode de traitement dans la chlorose (SPILL-

MANN et ÉTIENNE). Enfin, on sera conduit à ordonner le corps jaune contre le nervosisme de l'hyperthyroïdie quand cette dernière sera fonction de l'hypoovarie.

LÉOPOLD LÉVI et H. DE ROTHSCHILD ont eu de bons résultats avec le corps jaune chez une dame de 29 ans et chez une jeune fille de 16 ans atteintes d'hyperthyroïdie et d'hypoovarie.

Certaines albuminuries d'origine génitale correspondant à la puberté, aux périodes menstruelles, et se présentant sous forme d'albuminuries cycliques, orthostatiques même, peuvent disparaître sous l'influence de l'opothérapie ovarienne seule ou associée aux autres traitements de l'insuffisance rénale (LEGENDRE, GRATTERY, CASTAIGNE et PARISOT).

V. — ALTÉRATIONS FONCTIONNELLES DES TESTICULES

C'est aux vices de fonctionnement de la glande interstitielle du testicule que sont dus les troubles somatiques et psychiques de l'insuffisance testiculaire dénommée également insuffisance diastématique (de διαστήμα, interstice).

A. — Insuffisance testiculaire

Les *modifications morphologiques* sont celles qu'on rencontre chez les infantiles, les eunuques : longueur démesurée des membres inférieurs, développement des hanches et des seins, absence du système pileux et des caractères sexuels secondaires, voix spéciale par son timbre et sa hauteur. Rappelons la dysharmonie des formes de certains jeunes gens à la puberté, à l'âge ingrat, une disproportion des mains, des pieds et du nez par rapport au reste du corps décrits sous le nom d'acromégalie transitoire par BRISSAUD et MEIGE, de gigantisme passager par LAUNOIS et ROY.

L'insuffisance testiculaire se traduit également par des *troubles psychiques;* nous en donnons la description d'après LAIGNEL-LAVASTINE. Chez les castrats qui sont tels depuis l'enfance, les facultés intellectuelles et morales se rapprochent de celles de la femme et de l'enfant. Chez les castrats devenus tels seulement dans l'âge adulte, ce n'est que dans la proportion où l'homme attache de l'importance à cette mutilation, qu'on observe des troubles psychiques, par exemple : tendances hypochondriaques et mélancoliques, obsessions pouvant aller jusqu'au suicide, aboulie, apathie absolue.

Les troubles intellectuels sont très inconstants chez les cryptorchides et les individus dont le système génital a subi un arrêt de développement pathologique. Dans l'infantilisme on note la persistance de la psychologie morale du jeune âge. LAIGNEL-LAVASTINE rapporte l'observation d'un malade de 27 ans, du service de Landouzy, qui en parlant de ses parents les appelait habituellement « mon papa, ma maman » et qui avait en outre des crises de rire explosif irrésistible, des crises de tristesse et de larmoiement, un caractère particulier de langueur du regard dû à une tendance normale au ptosis ; son intelligence était celle d'un grand enfant.

A ces états pathologiques on peut comparer les tendances batailleuses du caractère à la puberté, ainsi que d'autre part, dans la vieillesse, ou même plus tôt si l'on admet qu'il y ait un âge critique chez l'homme (M. DE FLEURY), le développement d'idées de jalousie, de passions amoureuses, l'apparition de symptômes d'obsession, de la dipsomanie, la neurasthénie avec vertiges, des états nerveux psychopathiques, du doute, de la crainte, de l'anxiété, des modifications du caractère, du goût, de la voix, du facies, de l'aspect viril, et une tendance à la confusion et à la disparition de certains caractères sexuels.

*
* *

Les testicules desséchés dans le vide et pulvérisés fournissent un produit qui représente à peu près 6 fois le poids de la glande fraîche. Nous préparons des cachets de 20 centigrammes qui équivalent à 120 centigrammes d'organe frais.

B. — **Indications de la médication orchitique**

L'indication principale de l'opothérapie orchitique est donnée par la génito-dystrophie testiculaire, l'infantilisme, avec leurs troubles du développement somatique et psychique. On sait, d'autre part, depuis les communications de Brown-Sequard, que le traitement opothérapique testiculaire a été mis en œuvre contre la sénilité, le tabes, la tuberculose, la neurasthénie, l'impuissance. Dans les néphrites, le professeur Teissier, de Lyon, a vu les injections de liquide orchitique améliorer les forces, relever la pression artérielle et diminuer sensiblement l'albuminurie.

VI. — **SYNDROMES PLURIGLANDULAIRES**

Plusieurs glandes à sécrétion interne peuvent être frappées simultanément ou successivement par une même cause ou par des causes différentes chez un même malade. De l'association des diverses viciations fonctionnelles pourra naître un syndrome complexe. On a principalement décrit des syndromes pluriglandulaires d'insuffisance, on a signalé quelques syndromes pluriglandulaires d'hyperfonctionnement et enfin plus rarement des syndromes pluriglandulaires d'insuffisances liées à des hyperfonctionnements. La vérification anatomique n'ayant pas toujours eu lieu, on ne saurait affirmer avec certitude si les variations des produits de sécrétion étaient uniquement pondérales ou qualitatives ou simultanément l'un et l'autre dans des proportions diverses. D'après CLAUDE et GOUGEROT, les exemples de ces syndromes d'insuffisance pluriglandulaire semblent moins rares qu'on pourrait le croire si on sait les rechercher dans les observations anciennes publiées sous des noms différents. Lorsqu'un diagnostic complet des troubles provoqués par les lésions des diverses glandes à sécrétion interne aura été établi, on sera autorisé à ordonner un traitement par les extraits organiques combinés.

A. — **Syndromes pluriglandulaires d'hypofonctionnement**

A titre d'exemple, nous donnons le résumé d'un cas d'hypothyroïdie, d'hypoorchidie et d'hypoépinéphrie publié par CLAUDE et GOUGEROT.

« Le malade, âgé de 49 ans, paraissait tuberculeux depuis de longues années, souffrant de bronchites répétées et d'adénites cervicales, quand survint une néphrite aiguë, sans doute d'origine bacillaire. A la convalescence de cette poussée aiguë apparut progressivement et rapidement l'abolition des fonctions génitales, la disparition des caractères sexuels secondaires, l'atrophie des testicules et des organes génitaux externes : ce syndrôme indiquait l'insuffisance testiculaire. En même temps on constatait de l'asthme, un état épais du tégument et la desquamation de l'épiderme, la chute de la barbe, des moustaches, des poils axillaires et pubiens ; le corps thyroïde était atrophié et l'insuffisance thyroïdienne s'affirmait. Enfin, dans les derniers mois, survinrent des pigmentations diffuses et un abaissement marqué de la tension artérielle qui traduisaient vraisemblablement l'atteinte des surrénales. Malgré l'association de la cachexie tuberculeuse, ces syndromes ne faisaient guère de doute. A l'autopsie et à l'examen histologique, on trouva, non seulement des lésions dégénératives et l'atrophie des glandes vasculaires suspectées, thyroïde, testicules, surrénales, mais encore des lésions d'autres glandes vasculaires internes, pituitaire, pancréas, foie et reins. »

D'après CLAUDE et GOUGEROT, on peut ranger dans le cadre de l'hypothyroïdie et de l'hypoorchidie associées, les cas publiés sous des titres divers par COFFIN, DALCHÉ, DJEMIL-PACHA, SAINTON et DUPRÉ, GAUDY, ACHARD et DEMANCHE, RICHON et JEANDELIZE.

Des observations d'hypothyroïdie et d'hypoovarie ont été présentées par GOULILOUD et PONCIN ; l'atrophie de l'utérus constatée chez leur malade, âgée de 37 ans, étant sans doute fonction d'hypoovarie (SICARD et ROUSSY, BRISSAUD et BAUER, SICARD et BERKOVITCH). N'oublions, d'ailleurs, pas de mentionner que chez plusieurs des malades qui font l'objet des observations précédentes, l'opothérapie simple ou combinée a produit des améliorations sensibles.

L'opothérapie associée hypophyso-ovarienne a fait disparaître rapidement une myasthénie bulbo-spinale grave (ARTHUR DELILLE et VINCENT).

B. — Syndromes pluriglandulaires d'hyperfonctionnement

BERNARD rapporte que malgré ses recherches, il n'a trouvé dans la littérature médicale aucune observation d'hyperthyroïdie associée à l'hyperépinéphrie.

Cependant, comme syndromes d'hyperfonctionnement glandulaire, nous rencontrerons en faveur de l'association hyperhypophysie, hyperépinéphrie et hyperthyroïdie, les lésions de sclérose hypertrophique avec adénomes des sur-rénales interprétées comme hyperépinéphrie par BALLET et LAIGNEL-LAVASTINE, à l'autopsie d'un acromégalique, et la constatation faite cliniquement par CLAUDE chez deux acro-mégaliques sans lésions rénales d'une hypertension artérielle marquée imputée à l'hyperépinéphrie, existant concur-remment avec des signes d'hyperthyroïdie.

L'association peut être plus complexe encore, comme dans les cas suivants où les troubles fonctionnels ne sont pas de même sens pour chaque glande pathologiquement atteinte.

L'hyperthyroïdie coexistait avec l'hypoépinéphrie dans un cas de mélanodermie au cours d'une maladie de Basedow (MOUTARD-MARTIN et MALLOIZEL). Les bons effets de l'opothérapie par la thyroïde et par le corps jaune ont été indiqués par LÉOPOLD LÉVI et DE ROTHSCHILD chez des malades présentant de l'hyperthyroïdie en même temps que de l'hypoovarie. RENON et ARTHUR DELILLE ont publié une observation d'insuffisance thyro-ovarienne et d'hyperactivité hypophysaire avec troubles acromégaliques ; l'opothérapie thyro-ovarienne fut suivie d'amélioration et la médication hypophysaire d'augmentation de l'acromégalie.

<h3 style="text-align:center">C. — Syndromes pluriglandulaires avec hypo-
et hyperfonctionnement simultané pour chaque
glande considérée</h3>

Jusqu'ici nous n'avons parlé que de syndromes pluriglandulaires dans lesquels la déviation fonctionnelle s'était produite pour chaque glande dans un seul sens, qui était ou non le même pour toutes les glandes lésées. Mais on a signalé des syndromes dans lesquels les processus pathologiques atteignent, simultanément ou successivement, une ou plusieurs glandes dans deux sens fonctionnels opposés. Nous donnons ci-dessous le résumé d'une observation de CLAUDE et GOUGEROT où l'on peut soutenir le diagnostic hypo- et hyperthyroïdie, hypoovarie et peut-être même hypo- et hyperépinéphrie. Il s'agissait d'une malade de 22 ans chez laquelle on rencontrait les symptômes suivants : facies lunaire, état myxœdémateux généralisé des téguments, affaiblissement de la mémoire, asthénie, torpeur psychique, basedowisme, exophtalmie légère, corps thyroïde augmenté de volume, tachycardie, trémulation des doigts, sueurs profuses, instabilité du caractère, — atrophie des organes génitaux, règles absentes, désirs éteints, développement anormal des poils de la face, de la lèvre supérieure, de l'espace intermammaire et du dos, — élévation de la tension artérielle, — taches pigmentaires autour des yeux et des mains.

Il y aurait donc eu là association d'insuffisance pluriglandulaire et hyperfonctionnement d'une ou de plusieurs glandes ; il y a mélange de myxœdème et de basedowisme, de ménopause anticipée (hypoovarie), d'hypertension artérielle due peut-être à de l'hyperépinéphrie et d'asthénie qui relève sans doute pour une part de l'hypoépinéphrie. De cet ensemble découle une conséquence thérapeutique capitale, la nécessité de l'opothérapie mixte combinée ; la malade fut soumise au traitement thyroïdien, parathyroïdien et ovarien.

Les indications thérapeutiques dans les syndromes pluriglandulaires seront déduites des renseignements donnés par le diagnostic ; d'une façon générale on sera amené à utiliser conjointement les extraits correspondants aux glandes trouvées en état d'insuffisance.

INDEX BIBLIOGRAPHIQUE

1. — ABDERHALDEN et SLAVU. — Nouvelles recherches sur l'action physiologique des suprarénines, droite, gauche et racémique. *Zeitschrift für physiologische Chemie*, 1909, T. LIX, p. 129.

2. — ABELOUS et LANGLOIS. — Sur les fonctions des capsules surrénales. *Archives de Physiologie*, 1892, p. 465.

3. — ACHARD, BENARD, GAGNEUX. — Extraits d'organes et leucocytes. *Bulletin de la Société de Biologie*, 4 décembre 1909.

4. — ACHARD et DEMANCHE. — Atrophie testiculaire. *Bulletin de la Société médicale des Hôpitaux*, 27 décembre 1906, p. 1305.

5. — ALAMARTINE. — La sécrétion interne de l'ovaire. *Gazette des Hôpitaux*, 1908, nᵒˢ 31 et 34.

6. — ALAMARTINE. — La sécrétion interne du testicule. *Gazette des Hôpitaux*, 1906, nᵒ 137.

7. — ALQUIER. — Recherches sur les parathyroïdes chez le chien. *Bulletin de la Société de Biologie*, 1906, T. LXI, p. 302.

8. — ANCEL et BOUIN. — Sur la fonction du corps jaune. Démonstration expérimentale de l'action du corps jaune sur l'utérus et la glande mammaire. *Bulletin de la Société de Biologie*, 1ᵉʳ mai 1909, T. LXVI, p. 689.

9. — APERT. — Disthyroïdie bénigne chronique. *Bulletin de la Société médicale des Hôpitaux*, 1907, p. 528.

10. — ATHANASIU et GRADINESCO. — Les échanges après l'ablation des capsules surrénales. *Comptes rendus de l'Académie des Sciences*, 9 août 1909, p. 413.

11. — BALLET et LAIGNEL-LAVASTINE. — Note sur l'hyperplasie des glandes à sécrétion interne (hypophyse, thyroïde, surrénales) trouvée à l'autopsie d'un acromégalique. *Société de Neurologie*, 9 juillet 1904.

12. — BERNARD et BIGART. — Etude anatomopathologique des capsules surrénales dans quelques intoxications expérimentales. *Journal de Physiologie et de Pathologie générales*, 1902, p. 1014.

13. — BEURMANN (DE). — Sclérodermie traitée par la thyroïdine. *Société française de Dermatologie*, 7 janvier 1909.

14. — Bierry et Malloizel. — Hypoglycémie après décapsulation. Effets de l'injection d'adrénaline sur les animaux décapsulés. *Bulletin de la Société de Biologie*, 25 juillet 1908, T. LXV, p. 232.

15. — Blum. — Chimie et physiologie de la substance iodée du corps thyroïde. *Pflüger's Archiv*, 1899, T. LXXVII, p. 70.

16. — Bonnaire. — Maladie de Basedow et grossesse. *Presse Médicale*, 1910, n° 28, p. 249.

17. — Boudon. — La myasthénie grave. Anatomie pathologique et pathogénie. *Thèse doctorat*, Paris, 1909.

18. — Brissaud. — De l'infantilisme myxœdémateux. *Nouvelle Iconographie de la Salpétrière*, 1897, T. X, p. 260.

19. — Brissaud et Bauer. -- Infantilisme reversif ou tardif. *Bulletin de la Société médicale des Hôpitaux*, 11 janvier 1907.

20. — Brown-Séquard. — Des effets produits chez l'homme par des injections d'un liquide retiré des testicules frais de cobaye et de chien. *Archives de Physiologie*, 1889, p. 651.

21. — Bruckner et Jonnesco. — Sur la résistance globulaire après thyroïdectomie. *Réunion biologique de Bucarest*, 4 juin 1908. *Bulletin de la Société de Biologie*, 1908, p. 1124.

22. — Busquet et Pachon. — Addition des effets hypertenseurs de choline et d'adrénaline. *Bulletin de la Société de Biologie*, 24 juillet 1909, T. LXVII, p. 277.

23. — Castaigne et Parisot. — Les médications opothérapiques applicables au traitement des affections rénales. *Journal Médical français*, 15 mai 1916.

24. — Chirié. — Les capsules surrénales dans l'éclampsie puerpérale et la néphrite gravidique. *L'Obstétrique*, 1908, p. 247.

25. — Claisse. — Rhumatisme thyroïdien chronique. *Bulletin de la Société médicale des Hôpitaux*, 15 mai 1908.

26. — Claisse et du Castel. — Régression d'un goître à la suite d'ovariotomie. *Bulletin de la Société médicale des Hôpitaux*, 6 mars 1908.

27. — Claude. — Syndrome d'hyperfonctionnement des glandes vasculaires sanguines chez les acromégaliques. *Bulletin de la Société de Biologie*, 1904, p. 362.

28. — Claude et Gougerot. — Les syndromes d'insuffisance pluriglandulaire. *Journal de Physiologie et de Pathologie générales*, mai 1908, p. 469 ; *Revue de Médecine*, 1908, p. 861.

29. — Coffin cité par Lereboullet. — Féminisme. *Gazette hebdomadaire de Médecine et de Chirurgie*, 31 août 1897, p. 550.

30. — Cristiani. — La greffe thyroïdienne chez l'homme. *Semaine Médicale*, 1904, p. 81 ; 1905, p. 109.

31. — Cushny. — Notes sur les isomères de l'adrénaline. *Journal of Physiology*, 1909, T. XXXVIII, p. 259.

32. — Cyon (de). — Thyroïde, hypophyse et cœur. *Archives de Physiologie*, 1898, p. 74.

33. — Dalché. — Dystrophie orchidienne, pseudomyxœdème syphilitique. *Bulletin de la Société médicale des Hôpitaux*, 23 mai 1902, p. 478.

34. — Dalché. — Tétanie de la ménopause améliorée par l'opothérapie ovarienne. *Société de Thérapeutique*, 28 avril 1909.

35. — Delille (Arthur). — L'hypophyse et la médication hypophysaire. *Thèse de doctorat*, Paris, 1908-1909.

36. — Delille et Vincent. — Myasthénie bulbo-spinale traitée par l'opothérapie (hypophyse et ovaire). Amélioration rapide et progressive. *Société de Neurologie*, 7 février 1907.

37. — Djémil-Pacha. — Un cas de myxœdème opératoire survenu à la suite de l'extirpation des deux mamelles hypertrophiées chez un homme. *Archives internationales de Chirurgie*, 1903, p. 81.

38. — Eppinger, Falta, Rudinger. — Sur l'action réciproque des glandes à sécrétion interne. *Zeitschrift für klinische Medizin*, 1909, T. LXVII, p. 380.

39. — Fassin. — Modification de la teneur du sérum en alexine chez les animaux tyroïdectomisés. *Bulletin de la Société de Biologie*, 20 avril 1908, p. 647.

40. — Ferry. — Des symptômes observés chez les ovariotomisées. *Thèse de doctorat*, Lyon, 1907-1908.

41. — Fleury (M. de). — Sur le retour d'âge de l'homme. *Bulletin de l'Académie de Médecine*, 21 décembre 1909, p. 511.

42. — Gaudy. — Myxœdème acquis de l'adulte avec réversion sexuelle à l'état prépubère, infantilisme réversif de l'adulte, dysthyroïdie et dysorchidie. *Bulletin de la Société médicale des Hôpitaux*, 7 décembre 1906, p. 1226, et 10 mai 1907, p. 478.

43. — Garnier. — Les sécrétions thyroïdiennes. *Presse Médicale*, 12 décembre 1906.

44. — Garnier et Thaon. — Recherches sur l'ablation de l'hypophyse. *Bulletin de la Société de Biologie*, 1907, p. 659.

45. — Garré. — Sur la transplantation d'organes. *Deutsche medizinische Wochenschrift*, 1909, n° 40, p. 1735.

46. — Gautrelet et Thomas. — Ablation des surrénales et régulation thermique. *Réunion biologique de Bordeaux* 27 juillet 1909 ; *Bulletin de la Société de Biologie*, 1909, T. LXVII, p. 386.

47. — Gautrelet et Thomas. — Action hypotensive du sérum de chien privé de surrénales. *Comptes rendus de l'Académie des Sciences,* 12 juillet 1909, T. CXLIX, p. 149.

48. — Gloessner et Pick. — Recherches sur l'influence réciproque du pancréas et des capsules surrénales. *Zeitschrift für experimentelle Pathologie und Therapie,* 1909. T. VI, p. 313.

49. — Gley. — Toxicité du sang après la thyroïdectomie. *Archives de Physiologie,* 1895, p. 771.

50. — Gley. — Exposé critique des recherches relatives à la physiologie de la glande thyroïde. *Archives de Physiologie,* 1892, p. 391.

51. — Gouilloud et Poncin. — Myxœdème crétinoïde avec atrophie du corps thyroïde. *Société médicale de Lyon,* 14 mai 1900.

52. — Guinard. — Article *Castration. Dictionnaire de physiologie* de Charles Richet.

53. — Haberer. — Greffes dans le parenchyme rénal. *37e Congrès de la Société allemande de Chirurgie,* 1908, Berlin.

54. — Hallion. — Effets vaso-dilatateurs de l'extrait ovarien sur le corps thyroïde. *Bulletin de la Société de Biologie,* 6 juillet 1907.

55. — Hallion et Alquier. — Modifications histologiques des glandes à sécrétion interne par ingestion prolongée d'extrait d'hypophyse. *Bulletin de la Société de Biologie,* 4 juillet 1908, T. LXV, p. 5.

56. — Halmagrand. — Etat actuel de l'infantilisme. *Thèse de doctorat,* Paris, 1907-08.

57. — Hertoghe. — Hypothyroïdie bénigne chronique ou myxœdème fruste. *Nouvelle Iconographie de la Salpêtrière,* 1899, T. XII, p. 261.

58. — Hoennecke. — L'exophtalmie comme conséquence de l'injection de thyroïdine. *23e Congrès allemand de Médecine interne,* Munich-Wiesbaden, 1906, p. 108.

59. — Husnot. — Recherches sur l'évolution histologique de la glande surrénale de l'homme. *Thèse de doctorat,* Bordeaux, 1908.

60. — Jayle. — L'opothérapie ovarienne. *Revue de Gynécologie et de Chirurgie abdominales,* 1903, p. 437.

61. — Jeandelize. — Insuffisance thyroïdienne et parathyroïdienne à début dans le jeune âge. *Thèse de doctorat,* Nancy, 1901-02.

62. — Jeandelize et Parisot. — De la pression artérielle chez le lapin thyroïdectomisé. *Bulletin de la Société de Biologie,* 8 décembre 1907, p. 777.

63. — Josué et Bloch. — Action hypertensive de la couche corticale des surrénales. *Comptes rendus de l'Académie des Sciences,* 10 juin 1907, T. CXLIV, p. 1295.

63ᵃ. — Josué et Paillard. — Extraits surrénaux et pouvoir opsonique. *Bulletin de la Société de Biologie,* 9 avril 1910.

64. — Juschtschenko. — Influence de la thyroïdine, de la spermine et de l'adrénaline ainsi que celle de l'extirpation de la thyroïde et des testicules sur les processus d'oxydation, les échanges des gaz respiratoires et la toxicité de l'urine chez les animaux. *Biochemische Zeitschrift,* 1908, T. XV, p. 365.

65. — Krauss et Friedenthal. — Actions de substances thyroïdiennes. *Berliner klinische Wochenschrift,* 21 septembre 1908, p. 1709.

66. — Kretschmer. — Sur l'élévation durable de la pression sanguine par l'adrénaline. *Archiv für experimentelle Pathologie und Pharmakologie,* 1907. T. LXII, p. 423.

67. — Laignel-Lavastine. — Les troubles psychiques dans les syndromes génitaux mâles. *Revue de Médecine,* 1909, p. 232.

68. — Laignel-Lavastine. — Les troubles psychiques dans les syndromes ovariens. *Médecine Moderne,* 1908, n° 30.

69. — Lambert. — Influence de la castration ovarique sur la nutrition. *Bulletin de la Société de Biologie,* 1903, T. LV, p. 261.

70. — Lancereaux et Paulesco. — La médication thyroïdienne dans le traitement des affections rhumatismales. *Bulletin de l'Académie de Médecine,* 3 janvier 1899.

71. — Lange. — Le corps thyroïde dans la grossesse. *Zeitschrift für Geburtshilfe und Gynakologie,* 1899, T. XL, p. 34.

72. — Launois. — Recherches sur la glande hypophysaire de l'homme. *Thèse de Sciences,* Paris, 1904.

73. — Léopold Lévi. — Le neuroarthritisme thyroïdien et son traitement. *Bulletin de la Société de l'Internat de Paris,* 1909, p. 255.

74. — Léopold Lévi et H. de Rothschild. — Études sur la physiopathologie du corps thyroïde et de l'hypophyse. Paris, 1908, chez Doin.

75. — Limon. — La glande interstitielle de l'ovaire. *Journal de Physiologie et de Pathologie générales,* 1904, p. 864.

76. — Livon. — Article *Hypophyse. Dictionnaire de Physiologie* de Charles Richet.

77. — Livon. — Sur l'action des extraits de corps jaune de l'ovaire. *Réunion biologique de Marseille,* 16 mars 1909, *Bulletin de la Société de Biologie,* 1909, T. LXVI, p. 549.

78. — Loeper et Oppenheim. — Maladies des capsules surrénales. *Manuel des Maladies des reins* de Debove, Achard, Castaigne.

79. — Loisel. — Considérations générales sur la toxicité des produits génitaux. *Comptes rendus de l'Académie des Sciences,* 1905, T. CXLI, p. 910.

80. — Lucien et Parisot. — Influence sur la thyroïde des injections intra-veineuses répétées d'extrait hypophysaire. Réunion biologique de Nancy, 30 mars 1909. *Bulletin de la Société de Biologie,* T. LXVI, p. 675.

81. — Mac Callum. — Physiologie et Pathologie des parathyroïdes. *Proceeding of the pathologic Society of Philadelphia,* 1908, T. XI. p. 115.

82. — Malvoz. — Corps thyroïde et immunité. *Bulletin de la Société de Biologie,* 11 juillet 1908, T. LXV, p. 69.

83. — Marbé. — Les opsonines et la phagocytose dans les états thyroïdiens. *Bulletin de la Société de Biologie,* 10 et 24 juillet 1909.

84. — Marbé. — Le nombre des leucocytes et la formule leucocytaire chez les animaux hyperthyroïdés et chez les éthyroïdés. Rapport entre la formule leucocytaire et la phagocytose. *Bulletin de la Société de Biologie,* 3 juillet 1909, p. 44.

84[a]. — Marbé. — Aspect et réaction du sérum et des leucocytes des animaux hyperthyroïdés et éthyroïdés. Rapport entre la réaction du sérum et l'indice opsonique. *Bulletin de la Société de Biologie,* 24 juillet 1909, p. 293.

85. — Martin et Darré. — Insuffisance surrénale au cours d'une diphtérie grave, opothérapie. guérison. *Bulletin de la Société Médicale des Hôpitaux,* 7 mai 1909.

86. — Moussu et Le Play. — Essai de greffes de capsules surrénales dans la rate. *Bulletin de la Société de Biologie* 16 janvier 1909, T. LXVI, p. 83.

87. — Mulon. — Lutéine et pigment surrénal du cobaye. *Bulletin de la Société de Biologie,* 27 mars 1909, T. LXVI.

87[a]. — Niskoubina. — Morphologie et fonctions du corps jaune de la grossesse. *Thèse doctorat,* Nancy, 1909.

87[b]. — Olivier et Schaefer. — Sur l'action physiologique des extraits de corps pituitaires et de certains autres organes glandulaires. *The Journal of Physiology,* 1895, T. XVII, p. 277.

87[c]. — Parhon et Golstein. — Les sécrétions internes. Paris, 1909, chez Maloine.

87[d]. — Patta. — Contribution critique et expérimentale à l'étude de l'action des extraits d'organes sur la fonction circulatoire. *Archives italiennes de Biologie,* 1907, T. XLVIII, p. 207.

87e. — PAULESCO. — Physiologie de l'hypophyse. *Comptes rendus de l'Académie des Sciences*, 4 mars 1907, T. CXLIV, p. 521.

87f. — PRENANT. — De la valeur morphologique du corps jaune, son action physiologique et thérapeutique possible. *Revue Générale des Sciences*, 1898, p. 648.

88. — RÉNON. — Les syndromes polyglandulaires et l'opothérapie associée. *Journal des Praticiens*, juillet 1907, p. 465.

89. — RÉNON et DELILLE. — Insuffisance thyro-ovarienne et hyperactivité hypophysaire. *Bulletin de la Société Médicale des Hôpitaux*, 19 juin 1908, p. 973.

90. — REVERDIN. — Le myxœdème opératoire. *Revue médicale de la Suisse Romande*, 1883, T. III, p. 169.

91. — RICHON et JEANDELIZE. — Insuffisance thyroïdienne et testiculaire déterminant l'infantilisme. *Provence Médicale*, 23 juin 1906.

92. — ROESSLE. — Hypertrophie du thymus. *Münchener medizinische Wochenschrift*, 1908, n° 8, p. 377.

93. — SACERDOTI. — Recherches expérimentales sur la greffe de l'hypophyse. *Giornale della Reale Academia di Medicina di Torino*, T. LXVIII, p. 381.

94. — SAINTON et DUPRÉ. — Atrophie testiculaire, féminisme. Dupré : *Thèse de doctorat*, Paris 1904-05, obs. 15, p. 60.

95. — SAJOUS. — Les sécrétions internes, l'appareil hypophyséo-surrénal. *9e Congrès français de Médecine*, Paris 1907.

96. — SALVIOLI et CARRARO. — Sur la physiologie de l'hypophyse. *Archives italiennes de Biologie*, 1908, T. XLIX, p. 1.

97. — SAUVÉ. — Les greffes ovariennes. *Thèse de doctorat*, Paris, 1909-10.

98. — SCHOENBARN. — De l'action des substances thyroïdes. *Archiv für experimentelle Pathologie und Pharmakologie*, 1909, T. IX, p. 390.

99. — SERGENT. — L'insuffisance surrénale aiguë dans les maladies infectieuses. *Bulletin de la Société médicale des Hôpitaux*, 4 juin 1909, p. 1105.

100. — SERGENT et MÉNARD. — Le rhumatisme chronique progressif et déformant par insuffisance thyroïdienne. *Presse Médicale*, 1908, p. 449.

101. — SÉZARY. — Les surrénalités scléreuses. *Thèse de doctorat*, Paris, 1909.

102. — SICARD et BERKOVITSCH. — Adipose douloureuse de Dercum par insuffisance ovarienne. *Bulletin de la Société médicale des Hôpitaux*, 9 juin 1908.

103. — Souques. — Rhumatisme chronique, glandes thyroïdes et opothérapie. *Bulletin de la Société médicale des Hôpitaux,* 24 juillet 1908.

104. Swale Vincent et Jolly. — Les glandes thyroïdes et parathyroïdes. — *Journal of Physiology,* 1906, T. XXXIV, p. 295.

105. — Teissier et Schaeffer. — Syndrome d'Addison. Opothérapie. *Bulletin de la Société médicale des Hôpitaux,* 19 février 1909.

106. — Thaon. — L'hypophyse à l'état normal et dans les maladies. *Thèse de doctorat,* Paris, 1907.

107. — Tixier et Troisier. — Scarlatine grave. Mort rapide, lésions des surrénales et du pancréas. *Bulletin de la Société médicale des Hôpitaux,* 20 mai 1910.

108. — Ulmann. — Relations entre l'utérus et le corps thyroïde. *22ᵉ Congrès français de Chirurgie,* Paris, octobre 1909.

109. — Underhill et Saïki. — L'influence de la thyroïdectomie complète et l'ingestion de thyroïdes sur certaines phases des échanges nutritifs intermédiaires.

110. — Variot — Ichthyose et insuffisance thyroïdienne. *Bulletin de la Société médicale des Hôpitaux,* 27 novembre 1908.

111. — Villemin. — Le corps jaune considéré comme glande à sécrétion interne de l'ovaire. *Thèse de doctorat,* Lyon. 1908.

112. — Vincent. — Le signe thyroïdien dans le rhumatisme articulaire aigu. *Bulletin de la Société médicale des Hôpitaux,* 23 octobre 1908.

113. — Vincent. — Rapports de l'ichthyose avec la dystrophie thyroïdienne, héréditaire ou acquise. *Bulletin de la Société médicale des Hôpitaux,* 20 novembre 1908.

114. — Weill et Boyé. — Extraits d'organes et coagulation du sang. *Bulletin de la Société de Biologie,* 30 octobre 1909.

115. — Weill et Mouriquand. — Ichthyose et corps thyroïde. *Presse Médicale,* 1909, n° 14, p. 121.

Julien Crémieu, 13 et 15, rue Pierre-Dupont, Suresnes. — 5942

J. CRÉMIEU, IMPRIMEUR
SURESNES - - - - 5942